拥抱内在的力量

走出心里的幽暗森林

U0323171

张沛超 著

SPM 南方传媒 | 花城出版社

中国·广州

图书在版编目（ＣＩＰ）数据

拥抱内在的力量：走出心里的幽暗森林 / 张沛超著
. — 广州：花城出版社，2023.5
ISBN 978-7-5360-9590-8

Ⅰ．①拥… Ⅱ．①张… Ⅲ．①精神疗法 Ⅳ．
①R749.055

中国国家版本馆CIP数据核字(2023)第001406号

出 版 人：张　懿
策划编辑：林宋瑜
责任编辑：揭莉琳
技术编辑：凌春梅
责任校对：李道学
封面设计：DarkSlayer
内文插画：马钰涵

书　　名	拥抱内在的力量：走出心里的幽暗森林	
	YONGBAO NEIZAI DE LILIANG ZOUCHU XINLI DE YOUAN SENLIN	
出版发行	花城出版社	
	（广州市环市东路水荫路 11 号）	
经　　销	全国新华书店	
印　　刷	佛山市浩文彩色印刷有限公司	
	（广东省佛山市南海区狮山科技工业园 A 区）	
开　　本	880 毫米 ×1230 毫米　32 开	
印　　张	7.5　1 插页	
字　　数	151,000 字	
版　　次	2023 年 5 月第 1 版　2023 年 5 月第 1 次印刷	
定　　价	48.00 元	

如发现印装质量问题，请直接与印刷厂联系调换。
购书热线：020-37604658　37602954
花城出版社网站：http://www.fcph.com.cn

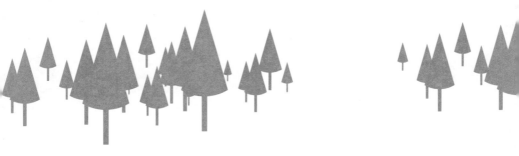

序　事件及对事件的描述

吴和鸣

　　我记得小时候是用煤油灯的，与之相关的活有打煤油、擦灯罩，然后就有了电灯。电灯的出现是一个事件。通了电，不记得什么时候就有了"夹谷机"。在有夹谷机之前，如何把谷壳和米分开，就完全没有印象了，成了一个谜，一个总忘了去问的谜。如果要去问比我更老还活着的人，就显得很唐突，可能因此忘了问。夹谷机的出现也是一个事件。像我这样还活着的老人，这一生经历了一个大事件，即直接从古代来到了现代，至今都晕晕乎乎的。那不是幻想中的穿越，是像幻想一样的现实经历。于是，一半的魂断在古代土砖的房子中，有天井、亮瓦、织布机的老房子中，与古老的祖先、鬼魂纠缠在一起。

　　来到了一个新的世界、新的纪元，一个个新的时代扑面而来，就有了实实在在的编制问题。古今中外都挤到编制中来了。旧社会过来的人、乡里来的人、农民工，还有海外华人、中国哲学、中医……各种帽子满天飞，合适的或不合适的，争取来的或被赐予的，每个人毕生要戴许多帽子，时刻表明其立场、位置，制约其言语、行为。精神分析，或DSM、ICD颁布，更新了帽子，可以选择、试戴，直到合适为止。人被截断成两截，一截是编制中的身份，一截是虚无缥缈的魂魄。这必然貌合神离、头重脚轻。

在晃晃悠悠中搬起石头，很容易砸到自己的脚。按弗洛伊德的说法，这是创伤，但并不是意外。可以当成张沛超说的"事故"。把事故转化为故事，是在粉碎性骨折的彻骨之痛中，寻觅、招回魂飞魄散中飞走的魂、散掉的魄。失去魂魄太久了，已经不认得了，就是它们操纵事故的发生，它们可能在实施报复。现在敞开了，透过痛，可以一窥内在满满的邪恶，伏魔是也；以及在邪恶包围中无处藏身、瑟瑟发抖的自己。

张沛超拣出一个"承"字："这个'承'的态度就是不否认、不扭曲、不装作遗忘，也不把它投射给他人，就是用心诚也。当他有这种态度的时候，他能在内心完成承接、承受、承认、呈现、成立、成全、成为、澄清、澄明、撑开、撑起的这些过程。"太难了，现在要止痛，现在要看上去很美，不要清创，不要固定，太痛了，不要！不要！明天化脓、截肢也没关系，那是明天的事情，明天再说。先让今天心满意足地过去。

在弥合创痛的过程中，创生了无限的智慧。那个应该挺身而出的主体被消解为因缘，情节被改编成喜剧桥段，语言变成华丽的外衣，罩在千疮百孔的身体之上。最后引用痖弦的诗句："接吻挂在嘴上，宗教印在脸上，我们背负着各人的棺盖闲荡！""他们用墓草打着领结，把齿缝间的主祷文嚼烂。"

如此大自在。

2022年4月21日，武汉

自序

张沛超

重读这部由六年前的即兴讲座而整理的书稿，回溯一下这些文字的缘起，也借机抒发一下读后感，作为这本书的自序。

精神病理学在学院内的课程内容通常以生物医学模式为主，顶多捎带一点社会学视角。以抑郁症为例，应该在介绍抑郁症的流行病学和症状学之后，介绍抑郁症的分子生物学、抑郁症的神经影像学、抑郁症的神经递质假说、炎症假说等。这种模式把精神心理障碍视为医学上的疾病，对之进行病因病理的研究，我并不反对，但不认为这是精神病理学的全部。所以一直提倡从哲学的角度对精神心理障碍进行研究，特别是整合现象学和精神分析的视角，本书可以说是这个方向的一个尝试。

2016年，应深圳海之梦心理咨询中心的邀请，我以"精神病理学八讲"为题开了八次网课，时间分别是2月23日、3月8日、3月15日、3月22日、3月29日、4月5日、4月12日和4月19日。在为百余名同道学员讲课的同时，音频被同步到另一个群，群里有我的导师张掌然教授、钟年教授和吴和鸣教授在内的十多位前辈，"阵容"比我博士论文答辩时还要大。

以范畴的角度思考精神病理学，这个视角继承自业师吴教授，并在张教授、钟教授的指导下写成博士论文《心理治疗的哲学研究》。自毕业后导师们一直催促我将博士论文扩展成书，但我自毕业后没有在体制内工作，完全没有发表的动力，所以就一直拖着。直到海之梦心理咨询中心的同行张红云邀请开课，我才想到这是个机会。所以扩展了博士论文中范畴的数量，并且根据临床实践做出内容上的调整。

课程形式是即兴演讲，并且在课后即兴回答学员问题。当时的海之梦课程客服很快根据语音逐字整理出了文字稿，分发给学员复习使用。我自己也存了一份，一直躺在笔记本电脑硬盘里。直到我的第一本书《过好一个你说了不算的人生》的策划编辑林宋瑜女士向我问起，可还有出书的材料，我才想起这份书稿。当时颇为踌躇，因为这内容毕竟是针对心理咨询专业工作者的，甚至还需要点哲学方面的知识储备，大众会感兴趣吗？

来深圳执业后，我开始不只做个别咨询与团体治疗，也开始尝试做婚姻家庭治疗，渐渐地，也增长了这方面的体会与见解，所以把一个相关的演讲稿附在书中，弥补缺少家庭相关论述之不足。这篇有关家庭动力的即兴演讲是2020年12月10日在湖南省脑科医院对医护人员讲授的，由张晓玲整理出文稿，杨醉文、段涤非参与校对。

重新阅读书稿时，我尝试带入大众视角，这一次倒觉得还挺有意思。倒不需要懂细枝末节，整体上可以开阔思路，不深究个别概念的话倒是一本可以"开开脑洞"的小册子。当然，读者会有何种观感、何种收获，那是作者和编辑加起来也"说了不算"的。

　　需要感谢的人很多，感谢我在临床心理之路上的各位老师，也感谢我的来访者们。花城出版社的编辑揭莉琳女士在书稿的编辑中付出了非常多的精力，本人的学生段涤非熟悉我的词汇和表达风格，对全书做了多次精心校对。恩师吴和鸣先生在百忙之中阅读了书稿并拨冗作序。

2022年4月23日，深圳福田

目 录

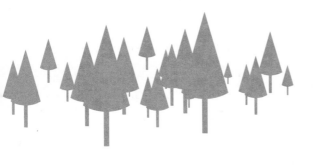

第一讲　传统与自在

——从现象、解释、文化视角理解精神病理学

正如我在序言中提到的，理解精神病理学有很多种方式，可以从很多的维度展开。可以有纯粹的症状取向，也可以从脑科学维度（或脑生理维度）解释这样一个取向，甚至可以从基因、基因组的取向解释。我们这里采取现象、文化、解释这样一个取向。

为什么说这样的取向也是必须的？正是由于无论是神经科学发展到怎样精致的维度，实际上人的主观体验本身不能以任何形式被还原，我们的经验本身构成了我们心理的第一阶的现实。一个人的情绪或者情绪问题，的确有一些大脑的生理生化、电神经生理的变化，但那是第二阶、第三阶的。我们直接的体验，如不愉快、焦虑、郁闷，本身是直接显现于我们的。所以从这个意义上来说，我们完全可以建立起一种自足的自洽的精神病理学。

对这一点的思考获益于我的博士生导师张掌然先生，也非常感谢把我带入临床心理领域的吴和鸣先生，当然还有非常多的其他老师，在武汉大学哲学系求学期间，听到很多老师的讲座，尤其是彭富春先生"无原则的批判"，这样的思想对我的影响也是蛮深的。

每个人都生活在传统中

第一讲主要是针对"传统与自在"这样的一对范畴。大家可能会觉得奇怪，通常我们是把传统和现代放在一起，传统跟自在看起来不像是一对范畴。我把它们放在这里很重要的一点就是基于三个问题：有没有传统之外的自在？有没有传统之中的自在？人的自在是可能的吗？无论我们意识到与否，我们总是生活在这样或者那样的传统里。比方说春节是一个传统节日，孝顺父母是一种传统美德，我们有儒释道这样的思想传统，我们也有中医这样的传统。

　　我的普通话不是很标准，普通话里头至少包含了河南的烩面味，也包含了武汉的热干面味，现在又包含了香港的车仔面味道，有一些港台腔。

　　但是即使存在着这样的变化，熟悉我的人仍然能够通过我的声音把我辨识出来。我们每个人身份的连续感与我们自身传统的连续感是密不可分的。传统里头包含了"传"，也包含了"统"。"传"就有传递，从昨天传递到今天，从去年传递到今年，人从去年到今年仍然保持着连续性。"统"就包含了统合，无论你从前年传递到去年，还是从去年传递到今年，在这些传递过程当中，存在着统一性。正是这样的统一性，让你仍然能够意识到：哦，我是那个人。

　　每个人其实只要诞生于家庭之中，他在出生之前就已经拥有了父亲的传统和母亲的传统，也就是说他从一出生就掉入一个复杂的传统里。父亲有他的传统，母亲有她的传统。有的情况下可能父母他们的传统比较接近，他们甚至是一个村庄的人；而在另外的一些情况下，父亲跟母亲的传统可能相差非常远，比如说跨国婚姻。甚至根本用不上跨国婚姻，你就能够看出传统的厉害来。一个湖南女孩要嫁广东潮汕人，潮汕人的习俗是女方要置办嫁妆，湖南人的习俗是男方要给彩礼。湖南和广东潮汕地区尽管离得很近，但是传统上已有很大的分歧，这样的婚姻从一开始就面临着两种传统的挑战。

当人能够生活在传统里，并且在传统里达到和谐，他就是一个健康的人。但是如果一个人不能容于他的传统，或者是他本人被夹在很多个相互冲突的传统之中，他可能就会有一些神经症性的症状。我们的来访者要么是被传统所抛弃的人，要么是否认传统的人，要么是夹在不同传统中不能自拔的人。

比方说，对于女性的一个传统的认可是什么呢？四个字"贤妻良母"。在现代社会里一个女性是不是仅仅满足于做贤妻良母就足够了呢？现代社会很大程度上受到了西方的影响，中国传统受到了巨大的威胁和挑战，甚至在某种程度上断裂，随之而来的是西方的传统。对女性而言，她就同时受着两个传统的束缚或者指望，两个传统对一个理想女性的预设都会作用于这个女性的内心世界，使她产生冲突。当她工作的时候，她会想：噢，我对不起我孩子，我没有做一个全职母亲。当她做全职母亲的时候，她又觉得：噢，我对不起我自己，对不起曾经对我寄予厚望的老师，我现在只是在家里洗洗涮涮。这两个传统作用于她内心就产生了一种扭力。

我们现代人或多或少都会经历这样的一种扭力，只要它在一定的范围内，它就只是一种内心冲突，不会变成一种症状。但在某些情况下，可能会发展出一些非常奇怪的神经症性的症状。比

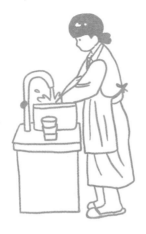
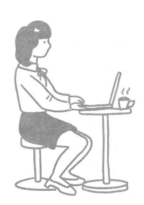

方说某人在开车去公司的路上，突然就会失去方向感，顿时产生了一种驾驶恐怖症，他没有办法开车了。他没有办法开车怎么办？没有办法开车他就会获益，他就可以留在家里，留在家里就可以避免意识上的冲突，那就是：我不是不想去公司上班，而是由于我有了驾驶恐怖症，它阻碍我去上班。所以这个症状就会以这样妥协的方式出现。

　　青少年面临着父母提供给他的传统和他在学校同伴群体中获得的新传统，这两种传统通常是对立的。尤其是在当代社会。我本人是80后，对这一点体验非常深。短短的30多年，国家发生天翻地覆的变化，社会不只是样貌上的变化，人的心灵结构也经历了重大的变化。我们这一代势必与父母那一代不一样，也没有办法一样。两个传统之间的分歧和不协调，现在变成了两代人之间的分歧和不协调，然后又变成一个家庭中的两代人的分歧和不协调，最终变成当事人内心的分歧和不协调。

我们生活在这样的传统里，传统却变成了拧麻花，进入了一个旧的传统已然破坏、新的传统没有形成时期。每个人都在这样一种传统的旋涡里，寻求着自己的认同。

从这样一个角度来看精神病理学，神经症患者很大的问题就是他夹在至少两种传统之间，导致他不再想追寻任何一个传统，而想要自己开创一个传统。如果他成功的话，他就变成一个伟人，从此别人跟随他的传统。如果他失败的话，他可能会变成一个精神分裂症患者，他在自己的世界里开创了一个只属于他自己的传统。这个传统里只有想象中的跟随者，而事实上那些跟随者全是他自己自体的碎片。还有一些人被自己的传统所放逐，他感觉自己没有办法在这样的传统里生活。一个受过现代教育的人回到山村，他从Kevin变成了狗剩，她从Vivian变成了二妮，他感觉与这个传统的一切都格格不入，感觉非常孤独，没有联结感，没有安全感，没有意义，没有归属。所以他（她）不得不借助于一些虚拟空间里提供的传统编制，通过网络获得自己的认同。但这是另外一个传统，他（她）仍然夹在这两个传统之间。

传统给我们安全感，也给我们身份认同感。我们觉得自己是一个中国人。当我们在自己的传统里待着还比较舒服的时候，通常而言不会去反思自己的传统。只有当我们觉得不那么舒服的时候，才跟传统发生斗争，或者两个传统之间的斗争借着你的心理世界来发生。这时候我们就会体验到不快、不自在。

我们生活在各种各样的传统里，有些传统看起来跟我们没有直接的关系，但是就像引力波一样，它也在对我们发生着影响。一些精神分析的术语，如强迫性重复、创伤的跨代传递，说的就是人身上体现出一些被控制的连续性，他仍然在被他的原生家庭所控制，而他的原生家庭就像是一个微型的传统。尽管是微型的传统，可是对这个人而言却是第一个传统，他的一切都与之发生关联。

我们在进行临床工作的时候，常沉浸在这样的工作体验里：对方是生病的，我们是治疗者。我做的工作就是使来访者更多地明白自己，更多地减少痛苦。我们不会意识到其实我们临床的治疗工作，它可能是两个传统之间的对话。在正常情况下，它最好是两个传统之间的平等对话。但事实上不是，我们心理治疗的工作往往在进行着"招安"的工作。什么叫"招安"？你上了梁山，然后把一些在原来的编制里不能生活的人都会聚到一起，这就是招安。

当一个人不能融入他的传统的时候，他感觉到自己想独立的愿望，强烈地受到家族所信奉的文化价值观的控制，更糟糕的是，他被一些负面的传统控制，他就很苦闷，他觉得他不想在原来传统里继续生活。而他在很早以前可能通过网络和媒体就知道，社会上存在着心理咨询师、心理治疗师乃至精神分析师这样的职业。在这样的职业里，一个人诉苦是正常的，一个人想讲自己的家丑也是正常的，他就会被这样的一个对他而言新的传统所吸引。这就是精神分析的传统。

我们生活在儒家文化里，儒家文化里很重要也比较稳定的一点，叫作"亲亲互隐"。亲亲互隐涵盖很多方面，例如说你的父亲犯了罪，作为儿子你保护父亲免受惩罚，而儿子这个行为在某种程度上来说是正常的，是符合天理的。注意是在某种程度上，历史上当然有这样的例子。

而临床工作者想必都不会陌生，来访者到我们这里主要是说自己的父母的不好或者说一些家丑，正好是亲亲互隐的反面。我们该怎么看待临床工作当中的阻抗现象呢？

"阻抗"不仅仅是一个心智世界内的事情，其实它是在一个文化或者传统层面上，两种文化之间就存在着相互的阻抗。

人生活在传统里，而人的内心包含了来自不同方面的传统。这个不同是先天的，因为你只要有父亲、母亲，你的父母就代表着不一样的传统。这个传统本身就是不和谐的，是存在张力的，有些时候存在着裂缝。传统为我们提供了自我理想，也为我们提供了良心，这就是在精神分析上所认定为属于超我的那一部分。

群体的传统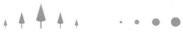

传统像一个巨型的生物，它借助着我们个人完成它自身的某些传递。我们一群人如果共享着一个传统的话，那我们这个团体就像是一个活的传统。在这之中，所有人的行为相互规范，使得人与人之间相互认同，不断地复制这个传统所提倡的和所禁止的。

有个实验是这样的：在一个密闭的房间里，天花板上吊上一串香蕉，香蕉下方放一个梯子。十个猴子争先恐后地拿香蕉来吃。但是在它们拿到香蕉之前都会被电击。猴子是多么聪明的动物，只要过了一阵子，没有猴子敢再去碰这个香蕉了。经由惩罚，一个不去碰香蕉的传统就形成了。这时候科学家就拿出一只

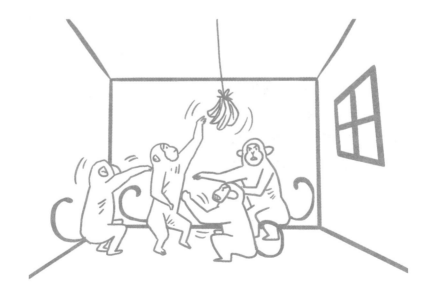

猴子，用一只新来的猴子去替换它，新来的猴子完全没有经历原来的电击事件。新来的猴子一看上面有一串香蕉，就要上去吃。接下来你知道发生什么了吗？剩下九只猴子对它一顿拳打脚踢，那九只猴子来维持不碰香蕉的传统。最终的结果就是这只新来的猴子也就遵守这样的传统，尽管它不知道为什么。

科学家其实还蛮"坏"的，接下来他就一只猴子一只猴子地换，换到最后这里面的十只猴子全都是新来的猴子，那些真正知道这个老传统怎么来的猴子全都被换出去了。这十只猴子没有任何一只知道为什么不能去吃香蕉，但是它们都维护着这个传统。每当新进来一只猴子，它们就会把这只猴子收拾得接受这个传统。这个传统曾经的形成是有适应意义的，它成功使最初的十只猴子免除了惩罚。但是它逐渐变得没有适应意义了，变成对十只猴的束缚，它们再也不能去吃香蕉了，它们必须克制自己吃香蕉的欲望。

尽管这个例子说的是猴子，但我想各位也明白事实上说的就是人。往大处说是每一个民族，往小处说是每一个群体，通过认同同一个传统，获得同一种归属感、安全感、意义感。但同时他们也失去了一个完整的、发展的、更高层次适应的、满足他们所有愿望的、实现他们自身潜能的系统，这样的机会没有了。

这样的群体以一种共享神经症的方式，保证了某种安全感、归属感。因为他们共同发展了一种特殊恐怖症，在这个传统内好像就没有异常行为了，大家都是正常的了。

大年初一为什么不能扫垃圾呢？全国人民都不扫垃圾，我也不扫,不管这件事情本身有多荒谬。坐月子为什么必须待在屋里不能洗头洗澡呢?老人都这样讲,管他舒服不舒服,我就待在这样的传统里。我们不得不顺应传统。当然,传统也会奖励个人,它通过奖励和惩罚来规范人的行为。

如果我们能够一直生活在一个变动不大、同时对人的束缚也没有那么大的传统里那该多好啊。我们对这个世界上的其他传统一无所知,自己的所有行为都是正当的。我们被这个传统所规范,同时也被奖励。如果这样的日子一直进行下去,那我们不会有病,我们所有人都是正常人。我们曾经是这样,但是今天我们所赖以生存的那个老传统没有了。它不是今天才没有的,而是从大约200年前就开始慢慢地消失的。中国社会从古至今,相比较其他文明而言在很大程度上保持了它的连续性,改朝换代都不能够使它变化。

如果在几百年前,心理治疗、精神分析进入中国,用处是不大的。因为我们可以在原有的传统中找到归宿感、安全感、认同感。比方说我们有儒释道的传统:对儒家而言——存心养性,对道家而言——修心炼性,对佛家而言——明心见性。

有了精神方面的营养,古代中国人还是能求得传统之中的平衡。当然这些都是很早的事情了,目前这个传统已经被打击得只剩下一些形式上的东西。一些难以忍受的人会使用殉道的方式,王国维就永远跟他的传统待在一起了。抗拒新传统,通过殉道的方式,保留着与原有传统的永恒联结。

世界的传统 ● ● ● ·

世界传统的源头其实就那么五六个。我是这样来概括总结的：五个H，分别是Han、Hun、Hellenic、Hebrew、Hindu。Han就是黄河流域，汉民族的祖先；Hun是匈奴，这里是指整个亚洲的游牧民族；Hellenic是指古希腊的传统；Hebrew是指以色列人、犹太人的传统；Hindu指的是印度的传统。就我们所生活的传统而言，它很大程度上是Han、Hun、Hindu这三股螺旋的合一。我们一方面不断地在同化着北方的少数民族、游牧民族，由他们带来新的传统、新的文化基因；另一方面通过以佛教作为载体，从印度获得一些传统。这样的传统最终融汇一起，便成了儒释道合一的信仰。这个信仰曾经是比较成功的，它保证了至少属于知识分子阶层内心享有一种平衡与和谐。

精神分析是什么样的传统呢？精神分析是古希腊和古希伯来传统的一个杂交。仔细推究精神分析的传统的话，它包含以下几个来自古希腊和古希伯来文化的精髓：来自古希腊的酒神传统、日神传统之间的对立，以及在日神传统体系内的柏拉图传统与亚里士多德传统的对立。

心理治疗的传统 ● ● ● ● ● ⎸▲▲▲⎸● ● ● ●

也许你会问这些东西跟我们临床的心理治疗有没有关系？这些对于我们做心理治疗有没有什么样的帮助？答案是肯定的。比方说你如何理解克莱因学派①和独立学派②之间的区别呢？我们应不应该向来访者问问题呢？当来访者问有关我们个人生活问题的时候，我们应不应该做自我表露呢？所有这些问题都没有永恒的答案，你选择某一种做法也就意味着你处于某个精神分析传统当中的小传统里。而这些小传统之间的区分和对立，我不愿意把它算作创始人个人所带来的影响。我倒宁愿相信，这些对立其实在西方的这些传统里本身就存在。

对于来访者所体现的攻击性，克莱因学派认为我们一定要对攻击性，尤其是体现为早期的负性移情中的攻击性做尽早的诠释。如果我不能够诠释一个人内心的攻击性，那对他而言他也不会有新的开始。如果我只是作为一个好人跟他互动的话，那将会覆盖他内心本来的攻击性。或许他还需要跟我否认和压抑他内心的这种攻击性。我在临床的策略上，一定要使来访者明白他内心有这些攻击的部分。

就温尼科特的理论，如果从来没有遭遇过一个新的客体，以

---

① 克莱因学派（Kleinian School），研究人格内在自我和他人相互作用与统合的新精神分析学派。——编者注

② 独立学派（British Independent Group），精神分析学派的一个分支，以费尔贝恩、温尼科特等为首，批判性吸收和发展精神分析理论，以临床技术为宗旨，遵奉客体关系理论取向。——编者注

一个新的方式与之互动，事实上这个客体永远没有办法被树立起来。他将没有办法发展出一种正面的关系，然后通过正面关系的内摄来改变他自己。或许那些攻击性还在，但是这些崭新的客体所给他带来的正面体验，使他内摄更多的资源在内心里。这样一来，正面和负面的差别或比例就会发生变化，最终来访者会有根本性的变化。

这就是两个传统看待来访者的攻击性的不同方式，这两种看法都与他们各自的传统是密切相关的，尽管他们总体而言都是精神分析的大传统，他们都看重人要认识自己。

如果你系统地学习很多学派的回应技术的话，你就会发现无论你在临床中怎么做，做什么（当然不是指特别出格的、违反伦理的行为），它们都可以在某一种传统当中找到依据。而这些不同流派之间的，无论是见地还是回应技术的差异，其实在哲学上已经存在了。克莱因本身并不是英国人，她来自欧洲大陆，来自大陆唯理主义的传统。温尼科特是土生土长的英国人，他秉承英国的经验主义。所以他们由于各自传统的差别，对于精神病理现象乃至临床回应策略都会有不同。从这一点来说，在中国做精神分析势必与西方的不仅无法一样，甚至根本在价值上就不能一样。当精神分析的传统遭遇中国的传统，那势必又是一番同化和顺应的过程。一个人可能会把精神分析的传统作为一种武器，用来对抗他原有的传统。"我的分析师是这样讲的"，他就会拿这句话来同他的家人互动。当他这样说的时候他没有留意到，这个心理治疗本身也在某个传统中，也有这个传统的价值观和局限性。

　　分析师须知道精神分析本身是一个历史的产物，是一个缘起的现象。有着它的过往，有不能处理的问题，有不得不处理的问题。它内隐了一种人应该怎样生活的价值观。对来访者来说，做精神分析最难受的阶段就是：他本人强烈认同精神分析的传统，"人是要理性的，人是要独立的"，而这一部分与他的家庭之间形成巨大的张力。当他不能感觉到已经在新的传统中获得了充分的自在，同时他又明确地看到已经无法回到原来的传统并重新获得自在的时候，那是非常孤独的。

反思传统 ● ● ● ·　　↑ ↑ ↑ ↑ ↑　　· ● ● ●

　　这种孤独却是有正面意义的。在这个时候他不得不处在一个断崖上，他不得不面对自己内心那些本来有的恐惧感。我曾经有这样的一个案例，我给国外的督导师汇报过。这个来访者做精神分析性的治疗，做着做着她呈现了一些我们在临床上可以称之为阻抗的现象。当这些阻抗的现象被澄清之后，我们共同发现来访者面临一个困境，这个困境使她不知道如果持续走下去会怎样，她会不会失去很多东西。

　　我就这一点向督导师汇报，督导师问我：你的担心是什么？我当时就意识到如果这个来访者持续在分析当中的话，她可能就要走向离婚了。因为她本人在变化，而她的配偶是没有变化的。

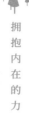

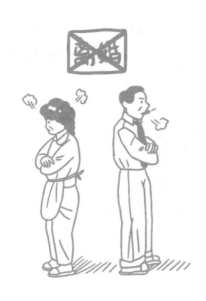

可以预见的是这样一种张力会逐渐变大，最终会以撕裂告终。当我表达这种焦虑和担心之后，督导师就问我：为什么你要担心病人离婚呢？我就费了很大力气跟他解释了一个谚语："宁拆十座庙，不毁一桩婚。"至少在中国的传统里，婚姻和家庭的稳定胜于个人的解脱。这个传统坚挺到以至于佛教进入中国后也不得不与之协调，并且最终顺应它。显然一个外国的督导师没有看到家庭或者婚姻在中国的传统里有多么重要的地位，他可能会把这个归因于我自身情结未被处理。

督导师的回应是："离就离吧，离有什么不好？"一个离了婚的中年女性在西方社会的传统里可能会享有比较高的社会资源。她的确可以在那个传统里持续比较和谐地生活，但是对中国女性而言未必。

我在这里提出这个问题并不是说我对这个问题有答案，因为我们现在并没有形成一个稳定的传统。这需要我们分析师在临床工作当中经常去反省。我是不是以一种传统的继承人自居，而努力想要使来访者招安于我所在传统里呢？如果是这样的话，我同他的父母有什么区别吗？他的父母努力使他进入父母的传统；我在努力使他进入我的传统。而我们可怜的来访者再次被夹在两个传统当中，再次被撕扯。他会在这样一种撕扯的传统当中寻找到自在吗？其实我在这里带来一系列的问题，但我没有回答一系列问题。我们传统的理解，有点像牛顿力学，月球围绕地球转，地球围绕太阳转；病人围绕我们转，我们围绕督导师转。大家这样转着，没有人意识到这只是无数种转法之一。为什么一定要围绕太阳转呢？那个传统本身免于任何批判吗？我们须使用那个传统作为武器来进攻我们自己的传统吗？如果它的本质不是为了人的解放，为了来访者的自在，只不过为了使来访者在另一个传统当中获得一种虚假的归属感，这是弗洛伊德的原意吗？

我做的工作有点像广义相对论视角下的心理治疗。所有的传统只不过是时空当中的一系列物体、一系列质量罢了。所有的质量、所有的物体都在影响着彼此。心理治疗本身也没有一个超越于各种传统的优先性，精神分析未必一定代表终极真理的维度。我们仍然需要在这样一种传统的丛林当中，寻找到一块真正的自在之处，哪怕它是暂时的。

而同时我们要谨慎地防止再次被束缚。如果我需要非常强烈地依赖一个精神分析师的身份才能活下去的话，这会不会是另外一种病态呢？哪怕这个传统曾经也给我很多东西。

🌲🌲 课堂问与答 🌲🌲

问：青少年离开家庭，与传统有冲突吗？

答：对一个青少年而言，最终他肯定要离开他的家庭。对于他跟父母，跟家庭之间的分离，这个时候作为分析师、咨询师不会认为有太多冲突，这是很自然的事情。无论是在东方还是在西方，孩子成长之后离开家都是一个自然的事情。但是有这样一种情形：如果一个人获得了某些东西，他就要抛弃或者是与这个家庭断绝关系。我觉得这不是一个非常轻易能够回答的问题，有些时候可能是孩子对父母一种短暂的强烈的愤怒被激活了。而这个激活还没有得到精神分析式的理解。在这种情况下，可能会转化为"见诸行动"，而这样的见诸行动可能是盲目的。传统上精神分析有这样一个建议，就是整个精神分析不做生活的重大调整，避免某些行动只是见诸行动而已。

所有的传统在形成传统之初，都觉得自己是真理。那几只猴子一开始觉得禁止去动香蕉，其实都是真理。在一个家庭内部，父亲有父亲的真理，母亲有母亲的真理；在学校里，班主任有班主任的真理；在这里，哪怕我们咨询师不张口说，但是我们有一个内隐的真理。所有真理之间，哪一个更真呢？哪一个是终极的，以至于它要招安所有传统呢？我倒觉得这是一个很谨慎的问题，所以我们要怀着谦虚的态度，尽量不宣称我已经获得了真理，我现在要让所有人依附于我的这个真理。

我不知道临床工作者有没有这样强烈的感觉：当一个家庭的传统传下创伤，并且也用这个创伤统治下一代的时候，其实家庭当中存在的一些正性的能量、积极的资源也一并传了下来。而往往我们没有意识到这些，如果没有足够的反思的话，就好像格外有意无意地制造了一种对立。

比如说，为什么现在精神分析学说在我们国家如此流行呢？西方的传统带来独立自我、孤立自我这样的一个新的传统，同时它也带来一些新的传统所包含的病理学。对中国而言，没有个体的病，只有关系的病；西方的传统在制造出个体的时候，也一并制造出了个体的病。那精神分析在这样的情况下，作为这种病的解药又给送过来了，好像只要在蛇出没的地方，它就有蛇药生长一样。

当一个人不得不承担他的西方式孤立自我的时候，他也得承担这个孤立自我所带来的孤独感以及责任、疏离感。不是由于他失去了这个传统，恰恰是由于他获得了这个新传统赋予他的一种新病。他必须在新传统当中获得新的疗法才能再度获得平衡。类似你先把一个人毒倒，然后再给这个人解药似的。

问：如果咨询师的传统对来访者而言不是一定有帮助的话，那我们在做什么？

答：其实我觉得当两个人在一起，也就至少是两个传统体系到了一起，不只是咨询师影响来访者，来访者也在影响着咨询师。精神分析的很多技术都是当年的来访者发明的。当来访者要求弗洛伊德"你不要讲话，听我说"时，自由联想的传统在这个时候就由来访者教给了分析师。他曾经一个人想获得自在，他自己发明了一个传统，只不过这个传统被编制在精神分析的理论里了。

我觉得精神分析的临床工作是两个人的合作，两个人的合作对两个人的传统进行反思，继而在传统的丛林当中寻找到一片暂时的自在之所。某些传统、某些精神分析或心理治疗的做法，它之所以能够通行，正是由于人生活在这个传统里，跟这个传统发生着关系。所有的心理治疗、精神分析都发生在这样一个传统的背景下。

我心理治疗的第一个导师，是我母亲的姑妈，她不是任何性质的医生，只是一位"巫医"。在我小时候，作为"巫医"她非常成功，在旺季她的来访者能从治疗室一直排到村口。那个时候，她周围的人生活在这样一个传统里，在这个传统里他们相信这样一种疗法。这种疗法在这样的传统当中就能够获得解除痛苦的能力。而今天，我的这位巫医姑婆已经很少有来访者了，因为她的来访者多数都已经死去了。年轻一代奔向城市，在城市打工，他们已经不再属于那个传统。原来那个传统所提供的疗愈方式也不再适合他们了。

问：精神分析有自己的传统吗？

答：精神分析有自己的传统，精神分析有短暂的历史，但是它有漫长的过去。它是某种意义上的古希腊精神的再现：认识你自己，明达自治，追求个人的独立和解放的古希腊精神的再现。只不过这种精神在漫长的中世纪转变为潜流罢了。弗洛伊德不是从空中开创了这个传统，他是发现了一个隐秘的传统，而这个隐秘的传统被保存在来访者的症状里。这个症状像是一个伏藏的保存地点一样。正是弗洛伊德的来访者们教给了弗洛伊德这样的一些秘密："让我说，让我说出我脑子中发生的一切！"正是这样的方法才使弗洛伊德重新发现自由联想所带来的治疗魔力。所以这个传统它不是由咨询师单方面开创的，它是咨询师和来访者共同发现，甚至它主要是由来访者发现的，只不过是在咨询师那里形成理论。

如果说这些理论本身就是来访者的传统，来访者自己所挖掘出的一些疗愈的方法、疗愈的形式，那也就意味着没有一种稳定的、纯粹的、不变的精神分析传统。你在哪里面对来访者，哪里的来访者将教你他应该如何被治愈。

从这一点上来说，不是咨询师把来访者纳入自己的传统，甚至在一开始是咨询师进入来访者的传统。当来访者开始讲自己的童年、梦、家世的时候，咨询师在聆听，咨询师就在进入这样的传统。他将和来访者一起探索：这个传统曾经是如何养育了他、支撑了他，后来又阉割了他，甚至想把他灭掉。我越来越觉得其实你要相信在来访者那里有能把他自己治好的方式。在他的传统里既包含了病的部分，包含了痛苦的部分，又包含了对于这些部分的对峙和解决之道。所以我们应该以一个"哦，我没有自己的传统"的方式——如果说有的话，那就是"我愿意跟随来访者的传统，我愿意进入他的传统，倾听他传统中的细节，理解他传统当中的复杂精微之处，他也获得了一个新的传统"——来访者的传统跟精神分析的传统就交汇在了一起。

我并非通过猛烈的解构去除一切价值、摧毁一切价值，达到一种虚无主义。虚无主义本身并不是什么新东西，它本身也是一种传统。也有人在虚无主义那里得到了属于他的自在，获得他的编制。我本人当然不是虚无主义者，我认为人生是有意义的，真理是存在的，但是真理不能简简单单地等于知识。

如果说非要找一个离真理最近的点，我觉得是你每时每刻的觉知本身，不管是你的身体觉知、情感觉知还是语言觉知，都是你的自由联想的部分。这个对你本人而言是第一位的存在。它以毫无疑问的方式呈现在你的世界里、你的宇宙里。我想这就是你最为可靠的东西。你的体验本身是你最为可靠的东西。哪怕它不具有普遍性，可是对你而言，它是第一位的。我自己对精神分析有一个定义，精神分析就是体验"那些经历而未曾经验的存在"。这样的定义其实就是一个现象学式的精神分析的定义，重点不是在分析获得某些知识，而是体验，是对你个人而言的直接体验。从这个意义上而言，我们国内把精神分析的这种咨询叫作个人体验，我觉得这种方法也挺有意思的。

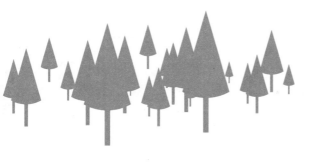
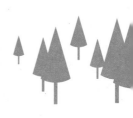

第二讲　时间与空间

——一切都发生在时间和空间里

与我们密切相关的时间

时间与空间，我们为什么一定要谈论这两个范畴呢？当我们谈论任何事情的时候，能少得了时间跟空间这两个范畴吗？

每当我们讲一件事情，我们就不得不谈到时间，时间和空间加起来像是一个容器一样，这个容器容纳了事件，也容纳了情绪。

一切都发生在时间和空间里。

我们的精神疾病、心理痛苦、坏情绪，我们那些不太舒服的过往，这些也都是发生在时间和空间里的。

谈到时间，今天大家都已经很习惯地有一个物理时间或钟表时间的概念。比如说，我们今天是7点半开始讲课，那就是7点半，不是我想什么时候讲就什么时候讲。如果你要来听现场版，你7点半就必须坐在这儿。比如我跟一位来访者约了明天8点半见面，那我们就得8点半见面，不能随随便便地说明天下午4点好不好，那可能就有问题。现在我们都很适应按照钟表时间过日子了，如果没有钟表时间的话，我们的生活会乱成一团。

比方说拖延症，拖延症现在比较流行，很多人都觉得自己有拖延症。拖延症这个概念就是与时间客观化、钟表化、工业化、信息化联系在一起的。如果我们中的任何一人到了一个山谷里头，这个山谷里应有尽有，但没有Wi-Fi，没有网络，那我们一个人生活在里头的时候，有没有必要考虑拖延症这个问题呢？无所谓了，对不对？所以拖延症是一个被钟表时间所制造出的概念。

除钟表时间、物理时间之外，我们每个人对时间都有自己主观上的体验，叫作内在时间体验。

除此之外，我们还有叙事时间。比方说我出生于1983年，我在多少岁的时候上了什么学，某某岁的时候到了哪儿，这样一个时间尽管是一个物理时间标度，但是对我而言，它属于一个叙事的维度。为了把我的故事讲清楚，我就不得不依赖于这样一个物理性的时间维度。

我不知道大家有没有发现这一类现象，在临床的情境中听来访者讲自己故事的时候，有的来访者对过去的事情记得一团糟，尤其中间有三到五年的时间，来访者完全记不清发生了什么，或者只记得这三五年内发生了一些事情，可是没有办法把顺序说清楚，他只是隐隐地感觉到一段时间内发生了一些事情，但捋不直、捋不顺。

甚至有一类来访者，他没有一个相当长的时期的任何记忆，这个记忆对他而言没有时间性，他不能感受到自己的生命在那一段时间内是连续的。

我们内在的时间感跟我们属于一个人的感觉，我们的自体感（Sense of self）、身份感（Identity）、认同感（Self-identity），是有密切关系的。为什么我觉得是我呢？因为我觉得今天在这里说话的我跟以前时间中的我是连续的，这种时间上的连续感让我觉得，我仍然是以前的那个我。

一些来访者似乎沉湎于过去，他总是在说着过去的某个时间点的事情，只要谈到某一个时间点的时候，好像他的时间体验就停在了那里，接下来就不知道发生什么了。他总是回到他创伤的那个点，就像祥林嫂一样，一定要反复地讲，她阿毛是怎么丢的，丢了之后她怎么样。

这样的来访者好像他的时间体验里没有了未来的维度，他就只生活在过去。

何谓活在当下

各种心理治疗或者各种灵性修持的其中一个目标就是活在当下。可是，当下是怎么一回事呢？当下是时间的一个点还是空间的一个点？当下是静态的吗？

人活在当下不是一件简单的事情，当下它向着未来，但是我们意识到的每一个当下，它在这一刻已经成为一个刚刚发生的过去。一个向着未来，但是内容却是过去的东西被当下化了。我们在这个时候就觉得我们是在当下，我们拥有一个当下的体验。

我们对自己当下的体验，对自身的时间的体验，不是我们天生就有的。一个婴儿没有什么时间感，他不能意识到昨天、今天、明天、后天，他只是生活在一种体验里。在这个体验里，他还没有发展出时间或者空间的维度来清晰地表征他自己所处的状态。可以说我们自身的自体感是伴随着我们对时间和空间的感知一并产生的。

如果说时间是连续的，那么"间时"就是一个片段化的时间，是时间失去连续后的一个片段。

其实我们是生活在这样一种片段里的，但是我们形成一种整体的统觉，仿佛我们生活在一个连贯的体验里，我们有着过去，有着一系列发生在特定时间内的事情。然后有一系列的体验，这样一系列的体验又归于一个整体的自我体验里，我们意识到了自己在时间中的存在。同时我们对自己的未来也有愿景，也有规划，哪怕是我们没有完全地意识到，但是我们也有对自己未来的一系列的自体表征。

我们是一个生活在时间序列中的自己。

但事实上并不是这样的。比方说当我们谈论一些比较短的时间：我刚刚意识到，我的肚子有点胀；当肚子有点胀的时候，我感觉到有点困惑；当感觉到有点困惑的时候，我想喝一杯水；我就喝了一口水，喝了一口水之后，我感觉到肚子更胀了；然后在这个时候我想起今天晚上吃的东西。

注意，这一系列的体验我只是在说的时候才把它整理出一个时间的序列出来。为了说明，我就把其中的各个过程做了一个标记。

但事实上在我说它之前，我只是感觉到我处于某种体验里，这个体验并不是像我刚刚所提供的那个序列一样。

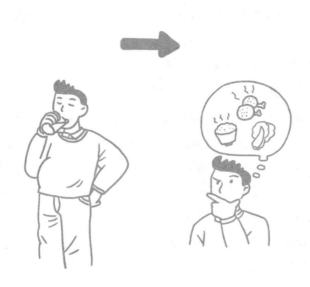

　　不知道大家有没有看过这样一个例子：一段不长的汉语，把其中一些字词的顺序打乱之后，然后又重新打印出来。你也许会想，这样一些字词已经失去了原来的线性的特征，那我现在应该读不懂它了。可是令人惊讶的是，很多人看到之后，都顺利地读完了。我们在读的时候，大脑是整体地抓住了一系列的体验，并不是一个字一个字地去读的。

　　在临床上也是这样。当我们在临床过程中处于某种体验的时候，在说这个体验本身之前，它处于一种不是连贯的时间体验。它里边有很多片段，这些片段其实是同时存在的。当我们开始说它的时候，才产生一个秩序。

我们日常所感知的这种连续的时间体验，更有可能是一种回顾性的。而当那些事件正在发生的时候，我们并没有意识到一个线性的时间感，我们只不过是生活在一个时空不分、时空纠结的体验里。为了把这个体验弄清楚、说明白，我们不得不使用时间和空间的维度。

我们生活在一系列的体验里，我们用时间和空间的维度使这些体验变成可以说的，可以向他人传达的。

一旦发现我们的体验和时间与空间的这种关系的时候，我们就可以利用时间和空间对来访者的病理心理做诊断。

时间体验与"病"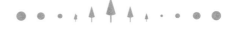

如果一个人感觉到很好的连贯性，当你去追溯他的童年期、青春期、成年期等每个阶段发生什么样的事情，这个人都可以说得很清楚，而且这种清楚并不是说一种情感隔离的清楚，也不是像背履历表一样的清楚，而是他的确能够感觉属于自身的连贯的时间体验。通过他的时间体验，我们就能够看到他的自体体验可能也是连续的、稳定的、整体的、有弹性的、清晰的。

一个生病的人在讲自己故事的时候，要么其中有一大片的时间空白，要么其中有一段时间特别紊乱，要么他有很多症状，这些症状在过去的很长时间内没有任何变化。通过这个症状，他像是被束缚在过去的时间点那里，比如创伤后应激综合障碍，不断地闪回，他不断地回到创伤发生那个时间点。尽管在白天，他能感觉到自己的生活在往前走，可是在噩梦中或在白天的闪回里，一旦他回到那个情境里，他所有的感受跟那个创伤发生的点一模一样。

还有更极端的情形。一个因急性精神分裂症住院的病人，通常精神科医生要对他进行一个精神科的评估。医生一般会问，你知道自己在哪儿吗？你知道今天是哪一天吗？医生会有意识地问这个病人关于时间和空间的问题。

在极端紊乱的情况下，这个病人根本不知道今天是哪天，他所在的这个地方是哪里，甚至自己是谁都不知道。这是一种内在时间体验非常紊乱的极端的情形。

当普通人比较郁闷的时候，这个时间可能持续比较短，一旦过去之后就不太记得。如果你同抑郁症病人有过临床上的互动，你可能会发现这些抑郁症病人内在时间好像特别慢。如果你试图跟这个病人的体验连接的话，跟他们待在一起的每一分钟简直足足有七八分钟那么久，特别难熬。他内在的、属于他个人的那个时钟像一个巨型的石磨一样，非常缓慢地在动。

有些时候你甚至感觉到时间都凝固了，不再流逝了，在这样的情况下你可能完全进入时间停止的体验里。对这个人而言，时间停止之后，未来的维度就没有了，一个没有未来的自己，活着有什么意思呢？死是不是终点有什么关系呢？

与此相反的是，躁狂症病人的内在时间像是拨快了一样，他的体验全都像发射一样地喷出来。

我们自身的时间体验与我们内在的体验相关，当我们在很长一段时间内没有体验到任何东西发生的时候，我们内在的钟表就会变慢，比方说我们抑郁的时候；如果我们的体验像烟花一般不停地绽放，在一定时间内发生非常多的体验，这个时候感觉内在时间非常快。

通常而言，一些焦虑性的障碍会使病人内在时间体验变快。不过强迫症有可能是一个例外，强迫症病人被捆在强迫症状上面的时候，他好像被牢牢地捆在了一个点、一个情境、一种状态里，好像也没有办法前进。

我们通过每个人对自己的时间体验的探寻，可以看到他内在的病理性，因为他内心病理的变化其实都发生在他自身的时间和空间体验里。

母性时间与父性时间 ● ● ● · ↟ ↟ ↟ ↟ · · · ● ●

我们每个人自己非常独特的主观时间，事实上一开始跟钟表一点关系都没有。我们在学会认识钟表上的罗马数字之前，对物理时间其实都不怎么关心的。我们重要的事情是跟我们自身的养育者，通常是妈妈在一起的那些体验。我们自己的主观时间跟我们的养育者是连在一起的。

当我们的母亲睡着的时候，我们（甚至可能作为胎儿）的活动就会减少，同母亲一起睡去。当母亲醒来，开始吃一点东西，这个时候血糖就会升高，胎儿就可能体验到母亲正在醒来。并不是说胎儿知道这是白天或黑夜，但他能够体验到不同的两个状态，这两个状态似乎以一种循环在进行着，这对胎儿而言可能是他最初的时间体验。

随后当母亲的活动逐渐增多，逐渐变得复杂，胎儿与母亲的时间感也发生相应的偶联。

如果母亲在孕期或者围产期，她都是非常准时的一个人，这种节律感可能也会潜移默化地传递给孩子。当孩子成年之后，知道自己是非常守时的人的时候，他都不知道原来他守时这一点也是从母亲那里来的。

时间体验一开始跟钟表时间是没有关系的，它主要是从母亲那里租借来的，是从母亲那里继承的时间体验。

这点非常重要，因为随着这种时间感的继承，母亲的病理现象也有可能一并继承。因为人的心理病理现象是在时间内发生的，一旦一个人的时间感本身是紊乱的，那他可能也会有相应的一系列的病理心理现象，变成了精神病理从母亲向孩子传递的一个通道。

作为与母性时间的对立，在这里我要提一个父性的时间。父性的时间其实就是一个客观时间、钟表时间，一个工业化的时间。

父性时间对小孩、婴儿的原初时间体验而言，它有一个"阉割"的作用。

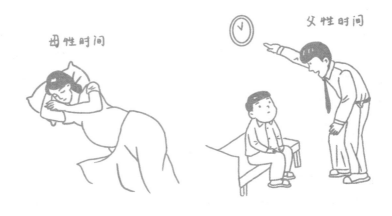

　　比方说小孩到了晚上还是不想睡，一定要缠着妈妈玩，这个时候爸爸告诉他，现在已经10点了，要开始休息了，我们全家都要休息了，这个时候就不能再玩了。

　　对这个孩子的主体而言，他就在遭受着一种父性时间的阉割。这个时候他就知道，原来除了我自己感觉累不累，我是不是玩得足够久、足够累，以便需要睡觉之外，还存在一个"某个时间该怎样怎样"的时间。不光是几点需要睡觉，接下来几点需要吃饭，几点需要上学，几点之前需要写作业，一个人的体验就连续不断地受这种父性时间的阉割。

　　这样的阉割带来什么样的好处呢？这个小孩会感觉除属于他跟母亲共享的系统之外，还有一些外在的因素他是不得不服从的。比如他不喜欢现在是8点，可是现在就是8点了，哪怕母亲也不喜欢现在是8点，但外在有一个提醒在说，8点了，对应着8点就该做什么。

他就会内设一个父性时间，在他内心就会造成母性时间和父性时间的冲突。一方面他感觉到应该在自己的体验里，比方说我早上不想起床，我的身体告诉我，我应该多睡一会儿，而这个时候闹钟响了又响，告诉我现在是一个该起床的时间。如果我服从了父性时间，那就牺牲掉了自己对时间的个人感受。但是如果完全服从自己的内在时间，我又无法适应外界。

人就在两种时间中纠结。如果你纠结得还比较少，还有比较好的弹性来应对这两种时间的本质，那你可能是一个形式上的健康人；如果你完全沉湎于自己的时间，那你有可能成为一个高功能的孤独症患者。

如果你成了一个孤独症患者，那你就不用关心父性时间了，你再也不用管钟表几点了，你只需要待在自己的体验里就好，按照自己的生物性的节奏就好。

在当今社会，父性时间已经成为一个全球性的时间。如果是在中国古代，这个计时系统只不过是中央的日晷，我们在中国古代不需要考虑地球那边的人怎样怎样。今天，所有人的时间，至少物理的时间连成了一体。

今天的时间已经完全变成了一个"一神教"，是格林尼治标准时间。我们在东八区，如果你想与人很好地交流，那就不能按照自己想什么时间跟人聊天就什么时间聊天，你还要跟人约个时间。像在美国的分析师，约时间还很复杂，还要算一算。更无奈的是，美国的时间每年还有夏令时和冬令时，一会儿提前，一会儿调后。可是没有办法，我们都得接受这样一个时间的阉割。

如果一个人过度地臣服于父性时间，尤其是工业化时期的父性时间，这个人可能在外在形式上非常有效率，非常准时，很多事情因为准时就可以做好，但是他牺牲掉自己的内在时间体验的丰富性和弹性，这样的话又成了一个病理状态。

我们的很多疾病、冲突，其实根本就在于这两种时间的冲突。我们在享受工业化、信息化带来好处的时候，也一并牺牲掉一种大家席地而坐、好好长谈的体验的丰富性了。

心理治疗隐含时间理论

很多心理治疗流派在时间这一点上有着各自的取向。比方说大家都比较熟悉的精神分析学派，它以过去为定向，非常看重过去，以至于现在很多人都知道，只要找精神分析学派的，一上来就跟你谈谈童年。

天长日久，大家可能觉得心理治疗都应该这样。其实不是的，一些流派在朝着未来；还有一些流派只关心此时此刻的体验。

精神分析的病理学隐含了一个精神分析的时间理论。

精神分析最重要的病理性的隐喻就是"固着"。"退行"通常是退到固着的那个点。固着是由于创伤引起的。刺激过度或者刺激不足，在某一点就没有连续性了。

当没有连续性之后，那一个小点的时间体验就终止了，形成潜在的固着点，这当然不意味着你整个生命体验都停止了，只是说一部分被冻在了那里。

因为这个生命本身还是要求连续性，所以你就会看到一个强迫性重复的现象：看起来生命在往前走，但事实上总是退回到发生固着的那个点，一遍又一遍在那个戏剧里。

尽管外在形式上某人一天天地长大，似乎也在做着与每个年龄段相应的事情，也就是说他的父性时间并没有毁掉。但是他内在的时间体验，至少在那一点上就没有下文了，他的很多东西像一卷卡死的磁带一样，总是退到那个点上去。

这个点上可能发生过一些相当大的创伤性事件。当分析师在听来访者叙述的时候，分析师也正在进入来访者的时间体验里，伴随着与来访者的共感，某些时候我们感觉自己的内在时间体验被加速，某些时候被减速，某些时候则完全停止。

当我们的体验完全停止的时候，我们可能领会到来访者内在在这一点上独一无二的体验。我们如何使这种连续性在这一点上重新继续呢？这就需要我们对自身的时间体验有相当丰富的体会。

我们能够容忍自身的时间感也变得紊乱甚至停止，而不急于去想方设法地给它强加一个时间序列。

物理空间与心理空间 ● ● ● · ↟ ↟ ↟ ↟ · ● · ● ●

　　我讲课的时候经常带两个教具，一串念珠和一把折扇。这两个教具不仅仅是装酷用的。当一些来访者谈论某一个体验的时候，他就像是我手中的念珠拧成了一团，尽管我知道他内在是连续的，但是你现在看到的只是一堆珠子而已。

　　我在这个时候会把念珠举起来，说：让我们一个珠子一个珠子捻过去，看一看在这个时间体验里究竟发生过哪些事件，或者哪些事件让来访者有这样的体验。

　　通过这些倒带子，然后一点一点拨念珠的动作，来访者停滞的体验就有可能恢复，这一部分就会继续往前走，他的生命能量就会重新运动起来，而不只是固着在这个点上，像刻舟求剑一般。

　　折扇与空间有关。一把折扇，当你把它折叠起来，你不能看到上面写了什么，一些东西被隐藏起来了，一些维度是隐藏的。它就像一根棒一样，你看不到里边的内容。

　　但是把它展开之后，你就会发现一个隐含的维度被展现出来，你就可以去读它。来访者的空间里也封存了很多这样的折扇，他们是在一个空间内，他们的维度没有被充分展开。我们的工作就是要展开这些空间当中隐含的维度，使得这些局部闭锁的空间也能够展开。

　　在这里我需要重新区分心理空间和物理空间。在物理空间上，我和现在同时听课的五六百位同道，我们在不同的物理空间内，可是我们又同时在一个虚拟的网络空间内，这些空间在以前是不可想象的。这些都不是心理空间。

当来访者说"我现在觉得我很空"或"我今天堵得慌"，当他这样说的时候，他就在描述一个他内心的空间。

我们一定要重视来访者谈的第一句话，因为第一句话像是从无意识里射出的一支箭，通常第一句话都不是随便讲的。

一个来访者进屋之后，坐在沙发上，第一句话就是：哎呀，今天的公交车真挤。这公交车怎么今天就挤了呢？事实上公交车天天都挤，可是为什么今天来访者体验到它是挤的，并且在无数种可能里，第一句把公交车很挤说出来呢？

我们通过尝试对来访者的空间体验进行理解，我感到他其实不是在说公交车有多挤，他是在说他的内在空间有多挤。

与时间一样，空间也分为外在的、物理化的，以及内在的、私人的、主体的。

物理上，外界一切物体，比如我面前的茶杯、电脑、手机，它们都存在于时空的容器里。而与此相反，我们内在的体验并非装在一个时空容器里，只不过我们使用时空的维度对我们的体验进行描述，使得这些体验能够进入其他人的空间里。

这个体验本身是没有时空的，但是对这个体验的描述依赖时空。

我现在在讲这个课的时候，想到很多过去、未来的事情，也想到了此地彼地，以前在某个地方讲课，在某个咨询室里做治疗，好像我的心去了很多地方，经历了很多时间。可是就物理性的事实而言，只不过是在这个屋子里有一团不到3000克的物质，它里边进行了一堆化学反应或电生理反应而已。但是这个电生理反应带给我的主观体验，在时间和空间上不局限于这一段的化学反应。

我们的内在空间跟内在时间体验一样，都有大、有小、有局限、有禁闭、有开放。我们能够把自己的内在空间区分为内和外的维度，这是一个正常人应该有的。对一个精神分裂症患者而言，他可能已经没有内外的区分，可能会感觉到某个遥远的星球上，一个邪恶的信号正在向他传递，他也可能会感觉到自己的脑子里装了一个大型的发射场。

1+1=3：主体间的空间融合 ● ● · · ↟↟↟↟ · · ● ●

一个外向的人和一个内向的人，对于自己心理空间的体验也是不一样的。在一个分析情境中，这两个人的空间会发生一些融合，注意这个融合不是1+1=2的融合，是1+1=3的融合。在他们之间又展开了一个主体间的空间。

在主体间的空间里，某些东西既不完全属于A也不完全属于B。相反，它是一个互动的结果。这个空间一旦打开，它像是有自己的生命一般，某些时候当两个人同时感受到某些东西，好像是在这个空间里自身发生的某些变化，同时呈现给这两人一样。

　　我在上海听池见阳先生的聚焦课，池见阳先生举了一个很好的例子说明这一点。当他帮助一个来访者整理空间的时候，这个来访者想：那是一个海岛，海岛上有一片花田，我在那儿挺舒服的。这个时候池见阳先生就说，那好，你就去那块地方。来访者一去之后，池见阳先生也去了。当池见阳先生自身也置于那片花田的时候，他感觉到这个环境尽管很好，可是很不安静，因为有一只蜜蜂在里面老是嗡嗡嗡的。

　　过了一会儿，这个来访者从这样的状态中出来，池见阳先生问他，你感觉怎么样？这个来访者说，我感觉去了这个地方我的内心很舒服。池见阳先生反馈道，我也跟着一起去了，但是我的感觉有一点不太舒服，里边有一只蜜蜂在嗡嗡嗡。

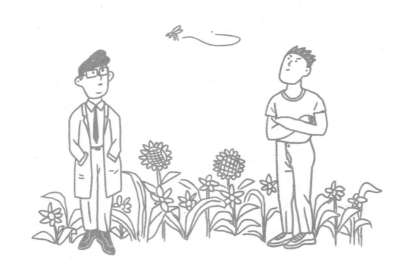

　　这个时候病人非常惊讶，说：啊，我去那个花田里也有一只蜜蜂在嗡嗡嗡。那么现在问题来了，这只蜜蜂是从来访者那里跑到池见阳先生那里，还是从池见阳先生那里跑到来访者那里？还是他们俩共同去了同一个时空，那个空间里的确有一只蜜蜂在嗡嗡嗡？

　　你看，主体间的空间有时候是蛮有意思的，它不是简单的A或B创造，或者是A跟B加起来共同创造。它好像就是一个已经在那儿的空间，等待两个主体的相遇。

　　这种情境，我们临床上是有的。当来访者描述一个意象的时候，我们跟着一起进入他这个意象。有时候很神奇，我们的确感受到一些东西。当我们反馈这些东西的时候，来访者说对，的确就是那样。

　　荣格有一个说法叫共时性，我觉得共时性这个说法好像还假定：你在跑道A，我在跑道B，在某一个时刻，我跑到A的100米处，你跑到B的100米处，我们同时看见了彼此。那还是假定两条时间之流平行，然后在某处交叉。事实上，这个共时性也可以被理解成无时性。没有时间，它就这样存在着，它的存在不依赖于时间。

　　当某一天这个自存的东西同时向A和B显现的时候，对A而言，他在这个时间看到了这样一个事件；对B而言，他在这个时间看到了这样一个事件。A跟B交流，他们有了共时性。

　　其实这个东西不是在某个时间才出现的。对A跟B各自的主观性的时间而言，A在某月某日碰见了这件事，B说对，我那天在这儿也碰见这件事。其实这个东西一直都存在。

不光是我们的痛苦、我们的疾病处于空间内，我们对疾病的理解、描述、治疗等都发生在空间里。比如以前人们在一座神庙或者空地，进行一场临终疗愈性仪式的时候，他们是在一个特定的空间里。

到了今天工业化的社会，我们的空间就变成了写字楼上的某一间办公室。这个空间其实一直都存在着，只要病的空间存在，治病的空间就一并存在。当你在治疗室内工作的时候，它同一万年前一个原始的治疗仪式是一样的，都是需要在一个特定的空间里展开。在这个空间内展开之后，这个病将会被释放，将会被处理。在一个分析性的情境下，这个人内在的神经症就被释放成人际间的神经症，也就是转移神经症。

对传统的治疗而言，这可能是一个附体的形式，对于现在的精神分析治疗，可能是一个反转移、反移情的形式。

不光我们的病、我们治病发生在空间里，我们的梦也是发生在空间里。当我们做梦的时候进入梦空间，当一群人在进行团体治疗的时候，团体治疗中的所有个人就进入对他们而言共有的空间里。

我们重新回到上一讲所提到的"传统"这个词，传统本身就包含了时间与空间。传，是传递，它有时间性在里头；统，指有统合性，又包含空间在里头。

我们在自己这种临床隐喻当中，很多时候都在使用一些空间性的隐喻。听来访者讲了一种感受之后，有些时候我会问这个感受的下面是什么？有些时候我会问这个感受的里面是什么？而在另外一些时候我问的是：你对这个感受是什么样的感受呢？What is your feeling on those feelings？（在这个感受之上有什么样的感受？）

这仅仅是一种修辞吗？我想不是的，或许这些感受本身存在这样一种空间的拓扑关系[①]。

当我倾听来访者的描述，进入来访者空间的时候，我直觉体验到：某种感受在这种感受的下面，某种感受在这种感受的里面，或者是上面。

我们理解人的体验，这些体验无论是正面的还是负面的，是病理性的还是正常的，其实很多时候是没有办法离开时间和空间这对维度的。无论是我们对病理性的理解还是对病理性的干预，每时每刻都发生着与时间和空间的关系。

很多病理性的变化本质上是时间和空间的变化，对一种病而言，时间停止了，对另一种病而言，空间封闭了。我们的治疗使这个停止的时间继续，封闭的空间敞开。

一个很好的心理空间就像一座苏州园林，你进去之后像赏园子一样，它有很多很微妙的心理结构，这些结构你可以称之为防御，也可以称之为正常的心理组织。

但一些人的内心就好像只有一个光秃秃的房子立在那儿，连一个院子都没有，它的空间结构非常单一。

---

① 　拓扑关系：指满足拓扑几何学原理的各空间数据间的相互关系，即用结点、弧段和多边形表示的实体之间的邻接、关联、包含和连通关系。——编者注

　　大量的有关时间和空间的隐喻，不仅可以用来理解来访者的病理性，也会在我们与来访者工作的时候给予某些提示。同时，时间与空间这对维度也是理解下一对范畴——语言与身体的一个关键，所以我们要把它放在前面来讲，因为语言本身包含了时间性，而身体本身包含了空间性。

课堂问与答

　　问：想到一个词——"场"，场等于时间加空间吗？

　　答：对，其实我也是按照一个场来理解的。场代表了我们人类对自然存在方式的一种全新的理解，当人只知道物体存在于某处的时候，他无法理解那些看不见、摸不着的东西。

　　而"场"就是古人看不见、摸不着的东西，直到它被物理学家揭示，被数学家用公式规范。其实人与人之间也有很多看不见、摸不着的东西，它们在我们的体验里又如此千真万确地存在着，所以它也需要用一种语言去描述。我想我们是可以借用物理学上"场"这个概念去描述的。

　　问：我们的时间体验是不是只与母亲有关呢？是不是一旦与母亲有关之后就没有办法改变呢？

　　答：的确，由于我们在母亲腹中的时间很长，在相当长的时间内又是被母亲抚养，所以别说一开始的时间体验是从母亲那里借来的，我们可能对于空间的体验、人的体验、自身的体验，一切的体验最初都是跟母亲连成一体的。实际的脐带远比我们肉身的脐带要粗得多。

这既是一件好事又是一件坏事。好的是与母亲这种强烈的连接足以保证我们是一个人了；坏的是我们成为一个怎样的人很大程度上由我们母亲是怎样的人来决定的。

但是这又并不意味着母亲的时间体验就不跟外界发生关系。举一个很简单的例子，如果一个母亲只是怀孕生孩子，不需要上班，那可以任何时间都做自己想做的事情，那她需不需要总是用自己的内在时间跟物理时间对时呢？不需要的。但相反，如果一个母亲每天要上班，那可能每天都要把自己内在时间跟外在时间重新对一遍。

我们生活在世界上，想要完全地拒斥父性时间，尤其是工业化时代的父性时间是不可能的，除非你选择真正的隐居，或者你选择做精神病。

这个年代你想真正地隐居很困难。你想找一块地方隐居起来，"不知秦汉，无论魏晋"，这很困难，你在哪儿都会被人找到的。

这就是我们的宿命，我们一生都需要在母性时间和父性时间当中求得一个平衡，当然这个不容易做到。比方说二胎政策实施的当晚，12时01分出生的一个孩子，他是符合政策的，父母不需要为他交30万元的抚养费。你看按理来说生孩子是多生物化、自然化的进程，可是它也被物理时间所阉割，如果他早出生两分钟就违反计生政策。

问：可不可以把共时性理解为某一点上展开的空间呢？

答：我们现在谈到时间跟空间相互纠缠，大家已经没有太大的疑问了，因为随着引力波的发现，大家都狠狠地补了一堂物理。在究竟的意义上，时间跟空间可能不光是相互纠缠的，甚至它都不是独立存在的。

某些东西只是存在于那儿，它并不是存在于时间和空间之中，时间和空间加起来像一个容器一样容纳了人类历史和自己的历史。某些东西存在于那儿，它早于时间和空间，比如说我们的体验就是这样。我们的体验一开始根本就没有时间和空间的这种区分，但是当我们描述它的时候，我们就不得不说，先是感觉到肚子胀，然后感觉到郁闷，再感觉到我应该喝点水，最后才感觉到我喝了水肚子胀。其实我只是在一个体验里，但是我跟别人讲的时候不得不给它加一个时间的维度。

问：来访者的时间感太慢怎么办？我们如何帮他调快？

答：我想无论是来访者的时间感太慢还是太快，还是解离了，或是停止了，很重要的是，我们要进入来访者的空间里去。当然我说进入，也并不恰当，如果来访者不允许你进入的话，事实上你也无法进入。

主体间的空间总是两个人的交互作用产生的。说是两个人的交互作用产生又不确切，为什么呢？当说到是两个人的交互作用产生的，仿佛意味着被两个人共同创造出来的，但事实上很有可能不是这样。事实上就是某一个地方，来访者跟你一先一后地走进去罢了。

我在很多来访者对体验的描述里发现了一个可以称之为无人

之地的现象。无人之地就是没有人，甚至也没有来访者自己。在来访者的意象里，无人之地有时候是沙漠，有时候是洞穴，有时候是太空的边缘，有时候则什么都没有。

我发现某一个无人之地的空间等待着我们去进入它，就像是思想等待思想者一样。其实那个空间既不属于来访者，也不属于你，只不过来访者曾经被禁锢在那个空间里，他在那个空间里发出某些信号，召唤你进入那个空间。那个空间或许有秘密，一个禁锢的无人之地有可能本质上是一个藏宝的地方。

我使用"场"来形容人的存在或人与人的交往方式，注意，我是把场视为一个隐喻，但并不意味着两个人的互动或者一个人的存在状态就只是场。因为这很有可能是一种更高级的存在，只不过看起来像场一样，因为两个人的相遇并不像是两个球迎头撞在一起那样符合动量定律。事实上两个人的相遇可以发生出无数种事情，产生无数种可能。

姑且使用场这个隐喻去理解体验，但是它本身可能是一种另外的东西，这个东西目前我们也不知道。

问：怎么看待拖延症这个问题？

答：关于拖延，我自己有一个时间体验。我觉得现在不想做这件事情，还不是我做这件事情的时机，而外在的物理时间有一张时间表在提醒着需要在什么时间之前做完，我内在就产生一个冲突。

因为这个冲突，我就可以选择一种形式，比方说我形成一个症状转化这种冲突。如果我必须在某一天之前把某本书的翻译稿交了，我的内心冲突强烈，因为我并不喜欢这本书，在翻译的时候我感觉到我的想法跟书的作者的想法背道而驰，翻译它时感觉很难受。我不想这么快让人知道这本书问世，也不想让人知道这本书的观点。但是我又签了合同，不得不交，那我就可能形成一种症状，比方说我的颈椎病犯了，我无法坐在电脑前。

这样一来就形成一个妥协，变成了不是我想对抗外在时间的Deadline，即最后通牒，而是现在我的确是做不了，我没办法，我做不下去。

其实广义的拖延症并不一定体验为拖延，我们可以有很多症状都用来拖延某件事情，我们要拖延的绝对不仅仅是一些小的事情，可能整个人生都在拖延。为什么呢？因为这是必须的，一旦到了某个时间点，所有人都面临死亡，那我好好拖延一下，或许能够在想象的世界里活久一点呢。

当我要做某件事情，一旦我开始做了，那我有可能做不好。如果我要选择4月参加某个考试，那我有可能考不过；但是只要我想方设法拖延，我不去参加这个考试，我就抹杀掉4月我考不过这种危险的可能性了。事实上每一个拖延里头都有自身拖延的理由，它其实都是在为自己续命来避开某些危险的。

无论我们怎么拖延，然而我们的生活处境就是我们的母性时间和父性时间，我们必须在内心兼容它。如果我们可以很好地游走于这两个时间中，那我们就活得比较自在，如果我们完全沉迷于母性时间里，拒绝父性时间，或者我们拒绝母性时间，完全变成一个超级准时狂，这两种都是病态的。我在这里没有什么好的思路，连我本人也纠结于母性时间和父性时间里。

问：关于"感受的下面是什么"或"这个感受的里面是什么"是什么意思？

答：这当然是一种基于临床的直觉。我个人的体验是：烦的下面通常是怕；愤怒的下面可能是绝望，但愤怒的里边，好像又有一种很强的恐惧感。

这个不是我个人没事瞎琢磨出来的，的确是从临床中得出来的。有时候来访者会说，我感觉到我这个感受下面是怎么怎么着，那个感受里面是怎么怎么着。

问：正念过程中的时间和空间的体验是怎样的？

答：我们日常的时间、空间感，一旦你有比较多的内观体验，你就会发现在内观体验里有点像各种各样的病理性的心理体验，有些时候时间过得很快，有些时候时间过得很慢，有些时候感觉空间很宽大，有些时候感觉空间很狭闭。在某些体验中，可能时间和空间就会消失。

我想对不同形式的时间和空间的体验，无论这个体验是你通过正念获得的，还是你通过本人的精神分析体验获得的，对我们而言很重要的意义就在于，我们能够暂时忍受，不以日常的时间和空间的观念来理解体验。

为什么这点很重要呢？因为只有当我们有很多种类的时间和空间体验，我们才能够更好地理解来访者的时间和空间体验，我们才不会为那些体验感到困惑，甚至恐惧，无法继续下去。

　　其实对于时间跟空间不同的体验方式，最终仍然是帮助我们能够有信心、有胆量面对任何体验。有信心、有胆量跟随来访者进入那些绝非常规的时空体验里去。

　　当空间封闭，当时间停止，当主体解体，那是一种非常不寻常的体验，又因为这样的不寻常而非常恐惧。如果你能够对多种类型的时空都有一定程度的熟悉的话，你在那个场合下就不会感觉惊恐了。

　　就像我在讲这期课程的时候我就在邀请大家进入我曾经待过的那些时空。有些时空可能一听就会感觉很熟悉，你也曾经在那里，因为我们有过共通的体验。但是另外一些可能会觉得很陌生，你在你的地图里完全没有这样一个地方。这样也没有关系，你并不是要想象处于我所描绘的时空里。

　　我们从很多人的生命体验里走过，其实我们也走过很多人的内在时间和空间体验。这个世界的复杂程度是难以想象的。尽管我们生活在同一个地球，可是我们生活在不同的世界里，不同的时间和空间体验里。

　　有时候我会感觉到人都很孤独，每个人都像被封闭在一根长的玻璃管中的虫子。我们也能看到外边的世界，但是我们只能沿着同一个方向爬，往前爬下去。有时候当两根管子交叉离得很近的时候，我们突然看到另外一个虫子也走过，我们会敲一敲：哦，原来你也在这里。我觉得很奇妙，我觉得我在做心理治疗这件事情就是在寻找这样的机会——哦，原来我们都在这里。

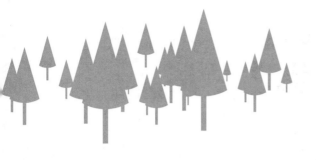

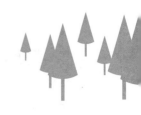

第三讲　语言与身体

——语言与身体必定是相互缠结的

今天有一个很大的新闻，讲的是AlphaGo又一次赢了人类棋手，这是有史以来最厉害的"狗"之一。对弈的双方是非常不一样的人，我不知道AlphaGo是用什么语言写成的，不知道是用汇编语言还是用C语言，是JAVA语言还是用R语言。它的身体里可能是一大堆集成电路，并没有像人一样有一个确切的肉体。它的生命、身体奠基在硅元素的基础上。

而与它对弈的李世石，是一个具有肉体的人类，有着明确的人的外形，使用着人的语言，在他思考的时候可能会有这样一些内在的声音："哎呀，今天好紧张，最后一局了。""哎呀对方会怎么开局呢？""我这会儿好像有一点紧张，我要不要出去抽支烟呢？"同时他会出汗，会皱眉头，也会半道出来抽支烟。

我们看到：即使没有人类的身体，一个人工智能仍然可以产生语言，并且在这个语言的基础之上进行思维。大家会想：人类有一天可不可以使用人工智能来做心理治疗呢？尤其是做精神分析性的或者存在主义式的心理治疗呢？

人类的"可错性"

有几位做投资的、做人工智能的、做大数据的专家找到我。他们谈到要制作一个能够做心理治疗的软件，想法是使用大数据的方法。这个软件无比精准，所有的回应都是精准的。我说人类比人工智能高级的地方在于，人类有"可错性"。我们高明的地方不在于精准，而在于我们是可错的。我们的语言来自肉身，而我们的肉身则来自碳水化合物，以碳为骨架的生命。这个生命远没有像硅元素所组成的那种集成电路一样，具有高度的精确性。

恰恰是这种可错性，使我们人类的话语具有人类的温度。他是可以犯错的，然后在错的基础上来纠正错误。这一点对来访者而言非常重要。来访者能够认同这种错和去纠错的过程。

语言和身体 ● ● ● · ·　 ↑ ↑ ↑ ↑ ↑　· · · ●

我们今天把语言和身体放在一起讲，一方面语言是对时间和空间这对范畴的自然延伸。因为语言具有线性结构，必须给每个字赋予一定值，它在某个时间点被说出，才能够被组成一个有意义的句子；而身体占据一个空间，我们的身体把这个空间分成了皮肤内和皮肤外的空间。语言与身体是对时间和空间这对范畴的自然延伸。

另一方面，语言和身体是相互纠缠的。我们人类的语言是从身体内发出的，身体是语言的前体。不知大家是否知道，人类的语言是从手语进化而来的。人类先学会使用手势，然后才掌握口头语言。

语言和身体对心理治疗而言非常重要。一些心理治疗流派奠定在语言的基础之上，另外一些心理治疗流派奠定在身体的基础之上。对人而言，语言和身体必定是相互缠结的。比方说，现在

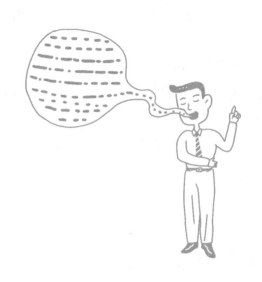

各位只能听到我说话，如果各位代入程度比较强的话，仿佛我就坐在你们身边。通过语言，我产生了一种在场性。在这里我要区分一下范畴，一是言语与语言，二是身体与"意体"。

区分范畴

语言是主体间的产物，我们以什么样的方式说话，是已经被规定好的，我们不能自创一门语言。这里的意思是，我自创的语言如果只有我使用，它就不具有交流的用处，它只是我的内在言语。语言有很多约定俗成的东西，这些约定俗成的东西与人的真实体验相关，而这些东西是不能够被人工化的。所以说语言是一个主体间的产物，是一种先于个人的产物。而言语就是我本人说的话，它是后于我的。我不说的话，我就没有言语，我在沉思的状态下就没有外显的言语。

身体也要做一个区分。首先是物理层面，即解剖学上的身体或者是西方医学、西方生物科学所看待的身体。同时，除物理意义上的身体外我们还有"意生身"，即在意识基础之上产生的身体。比方说一个人的肉体其实很漂亮，但是他对自己的身体意象的理解可能非常糟糕，他可能觉得自己很弱小；觉得自己很丑陋或者觉得自己很肥胖；或者觉得自己的肤色不完美；或者觉得自己的身体活动起来很笨拙……我们对身体所产生的心象、意体，不完全等同于我们身体的实际形象。

语言

语言很重要，因为精神分析本身就是一种谈话治疗。谈话治疗其实有很多前提。谈话治疗有一个很久远的传统。在古希腊的神庙里的一些女巫、女祭司，她们的意识可能比较超常。在现在看起来意识比较紊乱或者解离的状态下，她们说出一些胡言乱语，这些言语就会被视为天启，会被人用来预测战争是否发生，战争是否胜利这些事情。

拥抱内在的力量

　　一个癔语可以通过解析变成神谕，通过解析发现其中隐含的含义，这个隐含的含义甚至有些神圣的味道。

　　我们日常用语中也会有鬼话。听某个人讲话很奇怪，仿佛不是他说的，而是某个魔鬼借着他的口说的，这个叫作鬼话。宗教体系内有一些"真言"，比方说一些咒语"唵（ōng）嘛（mā）呢（nī）叭（bēi）咪（mēi）吽（hòng）；嗡（ōng）班（bān）札（尔）［zhā（er）］萨（sà）垛（duǒ）吽（hōng）"，这些咒语本身曾经是语言，但是现在作为咒语的时候你不需要考虑它的意义。这种声音本身具有超常的能量，帮助我们与神建立不寻常的连接。有一个词非常优美，叫作天籁。天籁不是我们用耳朵所能听到的声音，但是的确存在。

　　我们在临床当中所听到的来访者的言语，它同时是癔语，是神谕，是鬼话，是真言，是天籁。当我们用心聆听的时候，就知道发生在这个治疗空间内的对话其实不像日常对话那般简单。有些时候我们作为被分析者，当我们作为病人，我们完全意识不到自己说了什么。"天啊，我居然刚刚讲了这样一句话。"这句话仿佛是某个神灵借着我的口说出的。

　　我们作为分析师进行解析的时候，也有一些话并不是我们根据理论推导出来的，也不是一些预备要说的话，甚至不是我们的套话。但是在那个时候我们的确说出了那样的话，说出了那样的神谕、癔语、鬼话、真言、天籁。

　　在一个分析性的空间内，当我们聆听的时候，我们其实聆听了一个很复杂的交响乐。有些时候来访者的语言非常流畅；有些时候来访者的语言非常枯燥；有些时候非常密集，声音非常重；有些时候又若有若无，非常艰涩。当我们听的时候，我们不光是听这些语言本身的内容，也就是语言本身作为文字的意义，我们也在聆听，这些语言是怎么呈现出来的，以什么样的方式呈现。

如果你长时间从事谈话治疗，对语言的层次感就会非常理解。某些时候来访者说的话是他自己想说的吗？某些时候来访者说的话像突然变了声音一样。在那个我们"听之以心"的时候，我们感觉到，来访者的母亲似乎到了现场，在借着他的口来批评我。尽管是来访者的身体坐在对面，可是他没有意识到他所说的不是他本人的话，而是他母亲的话。有些时候他在说着父亲的话，有些时候他说着家族当中某个已经逝去的人的话，某些时候他在说着某些真言。

当来访者讲了某些非常优美而深刻的话的时候，我会赶紧把它记下来。我不知道自己已经记过多少类似咒语般的真言。当这些话被说出来的时候，我感觉到一些重要的秘密被揭示了，不只是向我揭示，它也在向来访者揭示，它甚至向天地揭示。这句话说出来的时候就像仓颉造字一样，造完之后天地感泣，鬼神也哭泣，感觉某些秘密守不住了。语言有这样的一种魔力，它里边封藏了非常多的秘密。而我们在听的时候需要非常放空，以便这些天籁可以呈现出来。有些时候来访者并没有说话，注意，在这个时候来访者并没有语言，可是就在这个休止符里头有雷霆万钧般的感觉。什么叫作字里行间？就是当不发声的时候，事实上也在发生着雷霆般的声音。这些声音也是我们需要听到的。

当我在督导逐字稿的时候，我会告诉我的学生，当某些沉默非常明显的时候需要把它注明下来。比昂（Bion）有一个术语叫作caesura，就是休止符的意思，休止符本身是语言系统的一部分。如果你通过软件把音乐中所有不发声的部分去除的话，无论多么优美的音乐，都会变成杂音、噪音。所以我们要把来访者的语言、言语视为一个整体。每一次来访者说出的所有内容是一个整体，他说了什么，他在什么样的地方沉默，这里头都包含了非常多的信息。按照弗洛伊德的理论，语言属于一个次级的过程。但是语言是在初级过程，或叫作原发过程的基础之上（之中）产生的。语言停止的地方，原发过程并没有停止。原发过程在言语的裂隙内仍然在进行着。所以来访者什么时候开始说，什么时候停止，这些都是语言的一部分。我希望大家对此有深刻的认识，当我们听的时候，我们是在整体的层面上听语言，而不只是在听语言本身所包含的一些字面的信息。在这一点上，机器语言永远不能等于人的语言。因为人的语言是一个整体，我们说出来的所有内容都与那些我们前边已说的、后边将说未说的内容，以及我们的那些弦外之音，一直联系在一起，深刻植根于我们的身体里。我们是在体验中说话的。

只有当我们这样说话的时候，我们才真正地发出人的语言。如果一个人只是像播音员一样念诵《新闻联播》的新闻（新闻词并不是一个人的语言），这时候他跟一台机器没有两样。一台机器的语言要求是精准，必须符合这些语言的含义。而一个人的语言不一样。我们说话并不是像机器说话一样传递信息，我们说话是为了与人交流。交流不光是一个信息的传递和互换的过程，还包含了情感的联结。

从某种程度上来说，人的主体是被语言所塑造的。我们在上一节课中已经讲过，我们的时间性是从我们的抚养者，大多数情况下是从我们的母亲那里嫁接过来的。我们的时间体验与我们母亲的时间体验至少在一开始是连成一片的。其实我们的语言与父母的语言也是连成一片的。这一部分甚至早于我们的肉体，甚至早于受精卵。当一个人的父母在计划着要怀他的时候，他们就会设想这个孩子长成什么模样，他最好有怎样的脾气，拥有什么样的才能。在这个时候，这个人的肉身并未形成，但是他的主体却正在被父母的言语塑造。

当他一出生，他就会掉到父母语言塑造好的主体里。他父母说这是一个男孩的时候，他身体的男性特征被加上一层语言的认可。从此之后属于这个男孩一切潜在的语言系统都会加注在他身上。这也是一个传统。比方说父亲对这个男孩说，你应该凡事让着妹妹；你应该吃饭快一点，不要吃得太慢；你不能哭……这些时候其实父亲都在用言语塑造着这个人的主体。

我们的语言、言语与我们的主体有密切的关系，这一部分我到下一讲的时候会再次展开来谈。人类的语言不只是一种字面意思的传递，当我们说话的时候，无论是面对着人说话还是进行着独白，这里的语言都不仅仅是对某种信息的翻译，表达某种内心的现实。语言或者言语是我们人类存在的证明。我们通过言语，通过说话使得自己处于一种存在的状态。甚至我们说的话——无

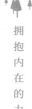

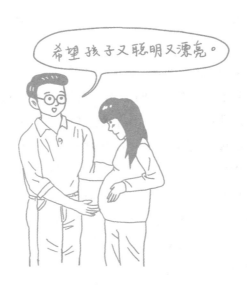

论是公开的谈话，还是私下的谈心，甚至是我们的自言自语，都在塑造着我们内心的现实。

一个人小时候曾经听过"你这个笨蛋"很多次。这种外在的言语逐渐被他内化，变成一种内在的语言。内在的语言会塑造他内心的现实，他在内摄这个语言的同时，也一并把"笨蛋"这个自我意象给内摄进来了。很多时候他都没有留意到，他内心一直在对自己说"我这个笨蛋，我这个笨蛋……"，他并没有意识到他在不间断地念诵着这个咒语。而他的内在不断地受到这句话的塑造，最终使他真的变成一个笨蛋。

哲学传统一开始关注本体，笛卡儿到康德之间又关注知识，到海德格尔和维特根斯坦之后，整个哲学都发生了语言学转向。本体不是那么重要，因为本体取决于我们主体的存在状态，到后来主体以及主体的知识都不再是最重要的，它们都是被语言所塑造的。

第一的不是人的主体，而是语言本身。所以哲学家海德格尔会说语言是存在的家，人诗意地栖身于其中。所以看一个人有什么样的病，就要看他的语言。他的语言就是他的精神疾病、心理障碍的一个同结构的映射。

通过语言我们可以诊断，这个来访者是吞吞吐吐的；这个来访者是高声粗气的；这个来访者说话的时候像一个新闻发言人；这个来访者说话的时候像一个戴着枷锁的罪人；这个来访者说话的时候像一个小孩；这个来访者说话的时候像一位严厉的法官；这个来访者谈到某些事情的时候非常顺利，而谈到另外一些事情的时候，他有意避开某些词汇。比如说我的一些来访者对做爱这件事情就会避而不谈，或者使用"那个"来表示做爱。为什么字眼本身对他而言形成了一个语言的禁忌？在这个语言禁忌基础之上是不是也有身体层面的禁忌？无论是肉体的禁忌还是"意体"的禁忌，这是否也映射着他的主体的禁忌？当他最终能够说出这个词的时候，是不是也代表他各个层面的禁忌一并解除了？

语言是我们治疗来访者的工具，我们也在翻译来访者的情感、愿望和冲突。当一个来访者用疑问句来问我们的时候，我们需要把它当成一个陈述句。来访者问，你什么时候休假？我们可以把这个疑问句仅仅当成疑问，很简单地回一句。但是在陈述时，这个疑问句形式所呈现的言语背后有什么样的情感、愿望和冲突？我们所需要翻译的就是这个疑问背后隐藏的陈述。我不想让你休假，对于你的休假我感觉到不安。继而我们还要翻译出这个陈述句背后隐藏的祈使句：你永远都不要休假，你为我不休假。所以在这里不只是对字面意思的翻译，重要的是对语言背后的原发过程的翻译。一句话重音放的位置不一样，表达出来的意思都不一样。比如"今天我不想和他一起去"这句话，按照不同的重音表达的意思都不一样。比如今天，我不想和他一起去。今天我，不想和他一起去；今天我不想，和他一起去；今天我不想和他，一起去；今天我不想和他一起去。由于重音的不同，它们变成了意思完全不一样的言语。这就是为什么我们一定不要怀着一个机械主义的语言观看待来访者所说的东西。

鲁迅先生《秋夜》的开头："在我的后园，可以看见墙外有两株树，一株是枣树，还有一株也是枣树。"当时很多老师让我们写这句话好在哪里。这句话在逻辑上完全等同于窗外有两棵枣树，可是为什么鲁迅先生一定要这样说呢？当你们代入这个情境，首先你坐在屋子里想象你看到两棵树，接下来你确定了其中一棵树是枣树，你又把目光转向另外一棵树，发现它还是枣树。这传递出一种多么寂寞的感觉，这种陈述传递的感觉完全不同于窗外有两棵枣树的陈述。所以我们一定要很精微地理解来访者的语言，要把他所有说的东西跟没说的东西，他说的这些内容和内容呈现的形式综合起来理解，因为他所有说的东西是他内在世界的一个映射。我们所有回应的东西也都是一个整体。我的督导师告诉我，他感受比昂最让他无法忘记的东西就是：比昂所有的回应都是从心里说出的。

　　我们能够在临床当中观察到很多言语、语言相关的现象，一个来访者在说的时候突然换成了方言，这意味着什么？方言也就意味着是他小时候所使用的语言。那些语言经常是跟家人，跟父母一起谈话时的语言。在这个临床过程当中就发生了一个退行的现象，他使用了小时候的语言。

　　还有一些来访者会多种语言，他有些时候不使用汉语表达一个词，而是使用外语表达这个词。用汉语表达的时候有非常大的障碍，而用英语的时候就没有障碍。我的一个来访者要求我不能使用"强奸"这个词，一定要用英文的rape。汉语"强奸"一词给他带来强烈身体难受的体验，英文的话就没有关系。

　　你们有没有发现，掌握多种语言的人在使用不同语言的时候自己的感受是不一样的，自己所处的状态都不一样。比方说当我使用英语的时候会变得像西方人，我用英语进行内在语言思维的时候我就变得更像西方人的方式。同样的题我用英文答和汉语答的结果都不一样。语言不仅仅是一个被我们说出的东西，很大程度上我们就是被这些语言所塑造的。

身体

　　有很多维度证明心理治疗中的身体非常重要，很多心理病理性体现在身体层面。比方说身体意象与自我形象的关系；又比方说心理症状的躯体化；还比如躯体感受在心理治疗中的运用；还有心理治疗中的文化躯体。

　　我前边已经说了除物理上、生物学意义上、西方医学意义上的身体以外，我们还有"意生身"。意生身处于非西方文化里，比方中医所指的身体不是解剖学意义上的身体，你在西方文化的"身体"内去寻找中医经络的话，无异于缘木求鱼，它们属于不同的范畴。我们的中医和道家看待身体的方式与西方非常不一样，在他们看来，身心是合一的，是一种"气生身"。无独有偶，印度瑜伽看待身体的方式也跟西方不一样，有脉轮。除意生身以外——意生身是我们对身体的心理构建所形成的，是一个身体和心理的混合体——我们还有一个叙事身体。什么是叙事身体？一个人已经死了，如果这个人的故事还在流传的话，那么事实上这个人的主体并没有死亡。尽管他的肉身已经没有了，但他的叙事身是不朽的，仍然存在。

　　有一个非常有意思的成语叫作风言风语。比方说我在某个大会上听到几个人议论说张沛超这个人不好，张沛超这个人太嚣张。尽管他们不是对着我说的，他们也不知道我是张沛超，但是我在旁边听的时候我的身体会感受不舒服。他们明明只是针对我的叙事身，但是由于我听到了，我真实的肉体也体验到不舒服。

我们的肉身、意身和叙事身之间存在着拓扑关系，它们之间也是相互影响的。我们的主体并不一定在我们的肉身里。因为早于我们还是受精卵的时候我们的主体可能就已经诞生了，诞生在父母的话语里。我们死了之后，如果我们的故事继续流传，我们作为叙事身的主体仍然也在流传着。举个例子，车行驶的时候，轮胎的重心根本不在这个轮胎上。我们的叙事身并不一定需要跟我们的肉身锚定。

要注意将意生身和肉身区分开来，本身就是精神分析的一个很重要的缘起。癔症研究的经典案例：安娜·O. 出现一些躯体麻痹的症状，它并不符合神经解剖学，也就是一个肉身所应有的规律。弗洛伊德本人是神经内科医生，他知道这些麻痹并不是由神经系统的病变引起的。如果是神经系统的病变，应该是另外一种麻痹。相反，这些麻痹症状仿佛作为某些没有解开的谜，在无声地倾诉着一些东西。

我们的躯体症状本身可以作为一种言语，一种没有说出的言语，一种将说未说的言语或者是一种已经说了、但是等待被解析的言语。我们所有的躯体症状都是这样的一些言语，它是我们的身体所发出的。所以我们的肉身仍然是这个主体的很重要的锚定点。在合适的情况下我们的肉身、意身和叙事身他们相互关联，但是不相互束缚，彼此都是流动的，这是正常现象。异常情况下就是主体缩回到肉身里。如果一个人变得不能说话，不能够表达自己的情感、愿望、冲突，而与此相应的是他产生了一系列的躯体症状。在这个时候他的主体已经被压逼到了肉身里头了，他的主体已经非常不自由。如果我们能够让他被压回到身体主体内的这一系列症状都变成言语，都能说出来，这个人就有了他的叙事身。他的主体就会从肉身当中被释放出来，当被释放出来的时候，他对自己的躯体意象也会恢复正常。

一些精神分析理论家，用身体自我、皮肤自我这些概念来指代我刚才所指的一些现象。我希望各位展开想象的翅膀去联系自己的临床，甚至去联系你们自己。有没有一些现象与我的这些观察相应呢？把"身、语、意"并列放在一起的话，谈话治疗非常重视语和意的方面。对身的方面不是说忽视，至少没有很专门地重视。这是由于西方医学把身和心分开的缘故。但是除精神分析之外的一些流派，比如说格式塔、身体动力分析，比如聚焦、舞动，它们非常重视我们的肉身层面，重视我们肉身的感受、体会、自发性动作、姿势，包括萨提亚模式①中的雕塑技术。

对于人的精神病理完整的理解应该包括身、语、意三个方面。治疗层面也应该是身、语、意三个层面。当谈到身的时候一定要注意这个身并不仅仅是指肉身、物理化的身体。它还包含一个人的意生身。这个人对自己身体所形成的躯体意象，也包含一个人的叙事身。由于这三个身它们是同构的结构，所以当一个身上出了问题的时候，另外一个身上也会有相应的问题。一个人的躯体上有了很重的问题，就会影响他的自我意象、自体形象。

---

① 萨提亚模式，又叫联合家庭治疗，从家庭、社会系统方面着手，全面处理个人身上背负的问题。——编者注

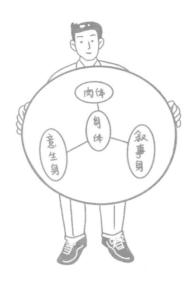

就像阿德勒曾经说过的organ inferiority，即器官缺陷所带来的自卑感，需要被补偿。如果一个人身材矮小，他对自己的意象就比较矮小。他需要做很多事情，让自己的意象、意身变得高大强壮起来。

在一个分析情境里，一个人肉体发出声音不只是他的大脑发出声音，他的整个身体都在发出声音。他的肉体就转化为语言。通过我们对他语言的再次感受，我们就能够体察他的意身。来访者在讲述自己的故事，这个故事本身也是他的叙事身的展开。通过对他的叙事身的觉知，我们可以判断来访者的病理问题。如果说人存在于语言中，又存在于肉身中，我们的疾病、心理障碍也是存在于肉身中，存在于语言中的。

"话灸"

我大概在四年前写了一篇英文文章，发表在一个国际刊物上。这个文章汉语翻译是由我一个学生做的，网上也能找得到。这个文章当中就提到一个"话灸"的概念。当我们以三身，也就是肉身、意生身、叙事身的见地去看来访者的时候，他整个身体跟他的话是一体的。在这个意义上形成了一个可以被话灸的对象。

一旦把语言和身体视为统一的整体，我们也就获得了一个心理治疗的对象。我现在还不知道怎么称呼把语言跟身体视为一体的身体。我们可以把中医中的八纲辨证搬到这个对象上来，当我们听的时候在体察阴阳、表里、寒热、虚实这样新的广义的"语体"。它有没有像中医一样的经络呢？有没有作为我们进行话灸的一个着力点呢？我在这方面只是刚刚开始探索，可能需要很多年时间发现这些规律。通则不痛，如果我们言语已经是通了的话，身体本身可能就没有那么痛了。

我们通过对"语体"的干预，最终也能使来访者的身体变得健康。所有在传统医学当中重要的范畴都可以被移植到新的对象"语体"上。我们已经不再是一个心理治疗师，变成了一个"话灸师"。我们这些话能像无形的针一样作用于来访者的系统。

这是我们很东方化的特色，我们这些知识是有"具身性"的。我们正常也好，异常也罢，都跟我们的身体密切相关。这也是为什么我们中国人有比较多的躯体化的防御，因为我们习惯于用身体来表达那些痛苦。传统中医也会把身体作为心理治疗的载体。有很多技术可以帮助我们成为一个比较好的话灸师，首先我们要熟悉自己的语言、身体、语体。比如说一些内观正念的训练、聚焦的训练，这些都有助于我们理解我们自身。这跟中医使用一根银针做针灸的时候是一个道理。并不是那根针本身有多奇妙，重要的是那个人——那个人在不在一个很好的治疗状态里。

这跟西医非常倚重于工具和药物是不一样的，对我们而言，我们会考虑身体能不能作为一个很好地接受"病气"的容器，本身能否作为一个很好的吸收者，能否也作为一个很好的发送者。曾经一个西方的心理学博士找到我，他要采访一下有关躯体反移情的内容。在他看来出现躯体反移情的一定是比较重的病人，非常前语言期的病人才能激活起病人的躯体反移情，强烈感受到躯体不适。他问我在多大频率上体会到躯体反移情。我告诉他我对每个来访者的每一次会谈都有躯体反移情。这个跟对方的严重程度，或者病种没有关系。本身你的身体就是"听之以耳，听之以心，听之以气"的综合体。他觉得这个很有意思，想采访更多的中国的心理治疗师，看他们是不是比西方治疗师有更多体验上的躯体反移情，更多使用躯体反移情。一个文化当中会有一个被文化所规范了的躯体意象。

我们的很多躯体意象都是被我们的文化所影响的，我们的身体更加容易上火、着凉。这在西方人看来不太好理解，中国人总是需要喝热水。喝热水治百病，成为女性朋友最讨厌的来自男朋友的一句话。我今天说了很多话，就像各位坐在我面前一样，尽管我没有努力地去观想，但是仿佛我们躯体处在同一空间里，哪怕是虚拟空间。当我说到某些东西的时候，我感觉到身心舒畅。我不知道在千里之外甚至万里之外的你们，在听到这些内容的时候，你们的身体会不会与之共鸣呢。

🌲🌲课堂问与答🌲🌲

问：轮胎的重心不在轮胎上是什么意思？

答：我画了一个草图，黑色的部分就是一个轮胎，轮胎的重心在中间的圆点的地方，并不在橡胶轮胎之上哦。尽管我们的肉身对于我们的意生身和叙事身有规范，但是意生身和叙事身仍然可以离开这个身体而存在。意生身更大程度上可以被称为是心生身，一个人对自己心理的躯体意象并不一定等同于自己的肉身，很大程度上会被他的肉身和他的叙事身共同塑造。哪怕他的肉身非常强壮，但是他总是听到别人传说他这个人非常矬，非常无能，在这样的叙事身的基础上形成的躯体意象也可能是一个虚弱的自体形象。

问：中医实证和虚证是什么意思？

答：我举一个很简单的中医临床的例子：同样是两个病人进来，一个病人进来之后说肚子疼，高声粗气，坐到沙发上之后仰着身子在叫，他很有可能是一个实证哦；而另外一个人像鬼一样飘进来，然后夹着身子，夹着腿，蜷在沙发上捂着肚子，这就很有可能是虚证。当一个人50分钟之内说了1万多个字，像机关枪一样，至少是一个表实之证哦，呈现的这一部分称之为表。一个人在50分钟之内说了4000字不到，可能是一位比较抑郁的病人，他可能是一个表虚之证。当我们把来访者的语言、身体综合起来，以语体作为对象的时候，八纲是可以运用在其上的。但是如所有的中医范畴一样都必须辨证地看待，一个人表实可能是里虚，反过来也成立，也可能表里皆虚。总之一定要把这些东西视为一个整体。

问：如何体会躯体症况的言语？

答：当我接见来访者的时候，我就把自己整个身心都放空，就像是一个中医要给人把脉一样——他需要神情内敛、平心静气，以便接纳任何涌现出来的东西，这些涌现出来的东西可能是言语，可能是意象，可能是自己身体层面的。

培养一种临床上的整体观是不大容易的。我还在武汉子和的时候，常跟我的同事吴江趴在窗户上看楼下的驾校。吴江说倒桩的时候要把自己的身体和方向盘、车的轮子视为一个整体。我说你这个还不够讲究，不光是人跟车形成整体，人跟车还有倒桩的桩，还有裁判、教练都视为一个整体才行。在临床上相应的状态是你要把来访者呈现和未呈现出来的一切、说出来和没有说出来的一切、具身和没有具身的一切、包含你与此相应的一切视为一个整体来觉知，只有这样你才能听到天籁。

问：躯体反移情是正常的吗？

答：躯体反移情事实上有病理性，也有正常的，正常就是你要专门去体会反转移、反移情中的躯体维度。不是说一定像西方那样，当来访者非常难以表达或者是有前语言期问题的时候，你产生一些躯体的不适感，而是你要主动地使用自己的身体去体察来访者表达的一切。

接下来你就可以对此反思：是谁要逃？你要逃，还是来访者要逃，抑或是其他人要逃？这就看你对自己身体的熟悉程度了。当你倾听的时候，你会不会有一种大腿、小腿肌肉收紧的感觉呢？因为腿上肌肉收紧的感觉很有可能跟逃跑反应相关。如果是分开理解的话，我们腿的紧张感很有可能跟一种想逃的情绪相关。有些时候你感觉到上臂的肌肉收紧，尤其是右侧，这可能是一个战斗反应。你感觉到你的拳头攥了起来。你要打谁或者是谁要打你？当这样问你的时候，他并不一定是指你，也有可能是指来访者。

问：怎样感知意生身？

答：如果你自己比较通中医的经络理论，你可以感知自己的身体。当它处于一种聆听状态的时候，各条经络的循行部位有一种精细的响应。

把我们的身体分成不同的部位，或者按照中医学分成不同的经络循行的部位来觉知，更重要的是我们要对身体的整体进行觉知。在我们听的时候我们是不是觉得自己没有分量，感觉自己很轻飘，似乎完全不存在？我们在这时候也可以体验自己的意生身，我们感觉自己非常强壮；感到自己非常弱小，非常没有力量；感觉自己在这个屋子里似乎不存在；或者一直站着无法坐下来；或者跑到天边去了；或者感到极其混乱，自己身体快被瓦解了。对于躯体层面的反移情或者使用我们自己的三身作为共振去理解的时候，一定既要分而视之，又要整合起来看。

我们身体意象有时候在临床中有非常多的有趣影响。一些来访者一开始跟我做治疗的时候，是在视频里看着我的。我的脸尽管长得不是特别娃娃脸，但是从脸上并不能看出我身高超过1.80米，这时候来访者对我发展出一种形式的转移，一种移情。有一天来访者来我办公室做地面治疗的时候，发现我有1.83米，他对我的移情又发生了变化。我有一个来访者最后要付费的时候，总是不让我站起来，他站起来，把钱放到坐着的我的手中，这其实也是很有意味的。他要在一个高的位置给我钱，这仅仅是指肉身的高吗？相应的意生身是什么样的故事呢？相应的叙事身又是什么样的故事呢？通过这个例子我让各位进一步深化三身在心理治疗当中的一些很有意思的作用。当肉身比较肥胖的时候，好像货都攒在肚皮里头；这个身体变瘦以后，好像货都被抖出来。

问：胖是一种怎样的言语呢？

答：这是很好的问题，我建议你看看张海音老师最近写的一系列文章。大家知道他曾经很胖，像弥勒佛，现在身轻如燕，他的肉身发生变化之后，好像意生身、叙事身都不一样了。这个角度很有意思，因为你如果要理解一些躯体形式障碍或者摄食障碍的时候，你格外能够看到这个意生身在精神病理中的一些呈现。一个明明已经很瘦的人，在自己的意生身里却觉得自己胖得要死。

而且意生身随着叙事的文化大变迁发生变化。以前下巴尖的是丫鬟、贫贱相，现在大家都要去削下巴了。一个文化当中的大叙事在影响着，什么样的身体才是完美的，什么样的身体才是好的。和以前谈过的父性时间和母性时间一样，叙事当中完美身体意象其实也在对每个人进行着严格规范。

问：既然身体层面如此重要，我们应该怎么训练？

答：比较常见的训练就是内观训练，尤其是身念处的内观的训练，然后是聚焦的训练。上海的徐钧老师提供全套的聚焦训练，你的身体会给出一些很重要的解读。

当然精神分析本身就是一个训练，精神分析对语言和身体都是一个比较好的训练。我这里还有一个比较独特的训练，如果你在临床当中读到来访者某些非常有趣的字词时，不妨设想自己成为他。在他那个体验里，把那个字词念上108遍，在这个过程当中不断地体验自己的身体是怎么应答这个字词的。

问：八纲理论是不是能够适合于心理治疗呢？

答：我当然觉得能。何止是八纲理论呢？八纲辨证、六经辨证、三焦辨证、卫气营血辨证都适合心理治疗。因为传统中医本身就在三身的层面上来看待身体，它已经发展出现成的系统，现在你只需要把这些系统运用到这样由语言和身体共同呈现的语体上就可以了。八纲辨证对我自己而言已经可以很自动地去做。我正在探索六经辨证是否也能够适用于心理治疗。我做这些研究需要助手，我本人尽管多少有点中医家学背景，但毕竟不是科班出身，对古籍和临床的了解都非常有限。我希望有人有同样的兴趣和志向，听到这些为之感动，然后同我合作。要知道我那篇发表在英文杂志的文章，编辑让我改了七八遍，每次修改我都要去掉一些说了他们也不明白的东西。最后的结果可想而知，我终于修改出一篇说了让他们明白的文章，可是我对它没有兴趣了，所有重要的东西都没有传递出来，就剩一个穿西装的论文。不管怎样，那篇文章中我提出"话灸"的概念，我希望这一部分成为一个很好的引子，能够引出一个系统出来。

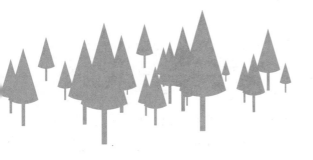

第四讲　主体与客体

——我们最舍不得的恰恰是承担痛苦的主体感

主体与客体是非常重要的概念，各个精神分析流派，甚至各个心理治疗流派都要来关注主体与客体的问题。谁在生病，谁来治疗，这些都与"主体与客体"的关系有关。有些流派甚至直接就叫作客体关系流派。比方说大家今天坐在这里是听谁讲呢？谁要来这里听呢？这里隐含了一个想听的主体，一个想有所知的主体。这个主体是不是能够代表你的一切呢？你的主体里是不是还有一些不那么想听，或者是其他的一些Agency呢？Agency这个英语不太好翻译，在中文中没有特别对应的词。假设你看到一台机器，它能够对一些刺激产生反应，我们可以说里面至少有一个Agency。

或许我们需要主体感

对我们人类而言，我们的主体感也不是一开始就有的，在相当长的时期内，尽管我们知道有一些生物学、考古学的证据，证明曾经有人类存在，他们是我们的祖先，但是这些祖先是否把自己视为主体来看待呢？他们有没有考虑过自己其实是一个人呢？而自己这个群体属于人类呢？换句话说他们有没有主体意识呢？在一些史前的岩洞里，我们发现一些岩画，我们去看这些岩画的时候会想，当年的这些人类始祖是怀着怎样的心情和愿望，想在这里留下一个主体的痕迹呢？现代人也会留下痕迹，如某某某到此一游，某某某爱某某某。就人类而言，属于人类的主体感不是一开始就有的。对个人而言，一个刚出生的婴儿他有没有主体感呢？他在多大的时候才能够获得一种"我是一个主体"这样的感觉呢？对于人类群体或者个人，他都有主体感从无到有的过程。那么，人类拥有主体感究竟有什么样的好处呢？如果人类只是像机器人一样行动，他完全没有认识到自己是一个独自的个人，那他可能不会有什么冲突，也不会有什么情绪，不会有跟其他机器人或者克隆人的对比。这样一种没有主体的情况下，人的生产效率岂不是更高吗？

当我们在临床上接待病人的时候，这个病人可能有一些身体方面的疼痛，也有一些心灵方面的障碍。但最重要的是他的主体在受苦，他感觉到他的主体性在受着威胁。他感觉到某些东西像是异物一样，侵入了他主体的领域，而他想方设法排除它。这些威胁着他的主体感的异物可能就是心理方面的症状或者障碍。我们有主体感使我们体验到属于主体的痛苦，我们主体来承担这个痛苦。可是为什么我们进化出了主体感呢？这种进化是达尔文式的还是拉马克①式的呢？是一个完全盲目的过程还是自我促进的过程呢？这里为什么我要提一下拉马克式呢？我获得了一些主体感，我想改善自己的主体感，我想使自己的主体感更加确定，更加坚实，这样一来，我就会主动地做一些事情，我不会盲目等待某一天一种主体感降临于我。而是我的确要追求一种更高的主体感，所以也可能有主体感的拉马克式的进化。

①　拉马克（1744—1829），法国博物学家，生物学奠基人之一，进化论的倡导者和先驱。——编者注

　　最近一个英文词叫作Go，比较流行，先是LIGO发现了引力波，然后AlphaGo又战胜了李世石棋手，我想会不会有一天有一个弗洛伊德Go和比昂Go代替分析师同来访者做工作呢？一个机器能不能占有一个人的主体的位置，并且占有到这样好的一种程度，以至于当其他人面对它的时候根本就不知道自己面对的只是人工智能或机器人呢？假设一个人很痛苦，他有精神心理方面的一些纠缠和障碍，如果我们告诉他，请你睡一觉，我们把你所有的记忆信息复制到另外一个人工智能上，从此之后这个人工智能来工作，来照顾你家人，你是否愿意呢？也就是说这个人工智能可以掌管你的生活，使得你所有的表现跟你换人工智能脑之前是一样的。但是唯独你不再感觉到自己是一个人了，你是否愿意呢？我估计很多人都是不愿意的。我们最舍不得、最放不下的恰恰是承担这些痛苦的主体感。我们的主体不是一个简单的东西，

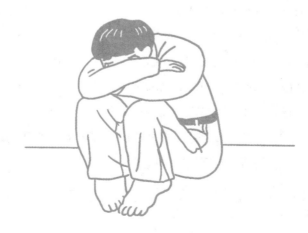

在不同的文化当中，人们形成的主体感都是不一样的。大的方面来分的话，就有西方的、印度的、中国的传统。

西方、印度和中国传统的区别 ●●·· ▲▲▲▲ ··●●

西方古典时期，人是高扬自己的主体性的。你要认识你自己，人应该追求理性，人应该为自由而战。在这个时期，人的主体性可以说是得到了前所未有的弘扬。古希腊中的诸神也更像人，具有人的爱恨情仇，具有人的缺点、冲突、宿命，这足可见人的主体性在那个时候是多么地被强调。

接下来就是比较漫长的中世纪。在中世纪，人其实是上帝一个不完美的制造物，他自己本身并不是重要的。如果说他有主体感的话呢，那只是作为上帝的被制造者，而且是负有原罪的主体。人如果在这个时期有了精神疾病，更多被视为被撒旦所诱惑。战胜这个疾病的关键，在于你要重新回到上帝的怀抱，你要重新把自己交给上帝，以便从上帝那里获得力量，来同撒旦斗争或者从撒旦的束缚和诱惑当中解脱出来。而不是如何增强你本人的主体感，这个是很关键的。

到文艺复兴时期，很多古希腊的价值观被重新发现，而且被大大地弘扬。在这个时候人的主体性又被提了出来。其实这一部分影响很深远，精神分析也是文艺复兴比较长的、比较久远的余震。在弗洛伊德之前，非常重要的哲学家是笛卡儿。笛卡儿把人的主体性定义为"我思"的主体。因为我思考，所以我存在。问题来了，如果思考这个部分是我的主体的话，我的情感意志的部分在什么样的位置呢？这是一个问题。如果在梦中，我不思考，我放弃了思考，这个时候我的主体还有没有呢？如果在睡梦当中我的主体没有了，第二天我醒来，我如何知道我今天这个主体仍然是昨天睡前那个主体呢？笛卡儿所定义的主体只适合于人的知性那一部分，事实上大家今天已经不奇怪了。由于精神分析变成流行文化的一部分，我们都知道一个思考着的自我只是我们主体里很小的一部分，说是冰山一角都不过分。

每个时期对主体的定义不同，什么是精神正常、什么是精神异常，大家也有不同的看法。如果一个中世纪的欧洲人穿越到现在的欧洲，他可能就是一个异常者。同样一个当代的中国人如回到唐宋时期，他有可能也是一个不正常的人。每个历史时期，对于一个主体应该是什么样子的，其实有一种先验的预设、规定、约束、塑造。

在印度，对人的主体性也有很多与西方不一样的观点。无论佛教、印度教，还是它们共同的前身婆罗门教，其实都主张轮回的存在、无明的存在。轮回的原因是由于无明，最终在印度教的修行人看来，一个人须要修行瑜伽，最终获得与大梵天合二为一的境地。在这种情况下，一个小的主体就融入一个无比大、无穷大的主体那里去。以这样的方式轮回就结束了，圆满了。这样的想法可能在西方看来是比较奇怪的。佛教则认为人这个主体其实根本就是不存在的，是一个五蕴和合的产物。重要的是，你要能够认识到这种主体根本是不存在的。以这样方式，你也从轮回中解脱了，这尤其是原始佛教的一个解脱关。一个印度的贵族一生的生活可能是这样的：首先，他跟随老师进行日常知识的学习；然后，他就会进入世俗社会，并且结婚成家，经商养家糊口；在第三个阶段，他将跟随上师进行精神方面的传承修持；最后一个阶段他要放下一切进入森林中流浪，直到解脱。一个人最后，他应该使自己小的主体融合到最大最高最纯粹的主体那里去。试想一下，如果一个中国人突然在50多岁的时候抛家弃子，独自一个人走进了森林，他是不是精神不正常呢？会不会被抓进精神病院呢？而对印度的婆罗门阶层而言，这种生活是圣洁的，是正常的。

中国的传统很有意思，我们不太弘扬一个人与其他人完全分割的主体性，我们更加强调的是一个关系当中的主体。这其实一开始就是主体间性的。一个当代人，比方说像我，如果回到宋朝的话，我可能就是一个比较奇怪的人，甚至是一个病人。每当我面临重大决策的时候，我的脑子中总是有这样的声音："张沛超你要做自己，你要遵从自己的选择。"我现在拥有这样一个内心声音是没有问题的，如果我回到宋朝的时候可能就会比较奇怪，可能一百个人里面只有我是这样想的。

到了今天其实我们的主体性是比较凌乱的、无序的。我们同时处于很多个交叉的甚至是相互冲突的传统里。在这么多传统当中我们如何安身立命呢？如何树立自己的一个主体性呢？这个主体性既不同于古代中国人的主体性，也不同于西方人的主体性或印度人的主体性。我在什么样的情况下能够达到这样一种主体的圆满，并且完成内在的超越呢？有人会说这事情跟我有什么关系？我现在还受着心理疾病的煎熬，你先把我的心理疾病处理了再说。其实我们的心理症状都在提醒着我们要寻找一种主体性，获得一种主体感。因为这些困扰的症状，都被我们体验为不是自己的东西。我们与之抗争，我们与它搏斗，我们还希望让治疗师跟我们站在一起与它搏斗。虽然主体不想受苦，可是所有的这些痛苦，所有的冲突由主体承担起来。重点是我们根本就不知道哪个主体在承担着这些。

人有多个主体

在临床的情况下，我们看到一些来访者经历了很多磨难，遭受了很多挫折。当他到我们这里来的时候多是伤痕累累，体无完肤。我们有时候会给出技术性的回应：这么多年来你是怎么坚持下来的？你是怎么想到要坚持的？每当这样的情况下，来访者就会建立一种对主体性的反思：是啊，我只是这么凭借直觉，不管不顾地想尽一切办法保全，我都没有留意这么多年来在冲突、磨难、挫折背后好像有一个隐隐的我在观察着、调控着、坚持着。当来访者这样表达的时候，他具有很多层面的主体与你相遇。刚刚我们已经说了，似乎有一个坚持十多年，怀着某一个我们至今不知道的愿望，他也认同受害者、受虐者的这一系列的主体。同时他又有一系列是同这些感觉抗争的主体。所以说，形式上他是一个人来，可是我们却与他的主体系统遭遇。我在这里要强调，这个主体可能不是一个纯粹的、单一的主体。一个人的主体可能是一个主体系统。大家如果学习一些心理治疗，尤其是精神分析理论的话，就会遇到一系列困难或者混淆。比如说弗洛伊德一开始用 Das Ich 一词来指代"我"。后来他的作品被翻译成英文之后，又有了"自我"Ego 和"自体"（自身）Self。

当弗洛伊德的著作被翻译成法语的时候，这个时候又有 Subject 这样的一些"我"。同时荣格又发展出了一个大写的 SELF，申荷永老师把它翻译成"自性"。尽管学院派心理学研究"自我"的时候使用的是 Ego，但感觉跟弗洛伊德自我心理学的 Ego 不是一个东西。那个 Ego 更像是 Self Identity。一个人的主体事实上是一个系统，有很多名词在指代着一些很不一样的东西。翻译成汉语麻烦就来了，我们似乎只有"我"这个说法，古汉语是"我"，或者是与"我"等同的吾、鄙人、孤、寡人、老身、老衲等一些说法。但是好像这些说法与 Subject、Das Ish 、Ego、Self、Self Image、Self Concept、Self System 等都不一样。

问题来了，这么多主体哪一个是真正的主体呢？我的回答是哪一个都不是真正的主体。每一个主体的名词都对应着有关主体的一系列现象，给这个现象临时性命名叫作 Ego 或 Self。

我们前面已经讲了时间、空间、语言、身体，事实上主体这个概念与时间、空间、语言、身体都有很大关系。我们已经提到过，我们这个主体有可能产生于我们这个肉体之先，甚至产生于受精卵之先，产生于我们的神经系统发育之先。我们的主体可能一开始寄生于我们父母的语言里，而我们父母的语言由社会语言（Social Discourse）所塑造。父母对于孩子的主体包括主体的性别、主体的特征，有什么样的期待和规划，这个与一定时期的社会语言是密不可分的。就像某个时期人们就会用建国、国庆这种词给孩子命名。今天如果谁家给孩子以这样的字词命名，就很奇怪。古代读书人除了自己的名字，还有字、号，他可能有很多个号。其实每一个字、号都与自己的某种主体体验相关。现在的人会起网名、微信名、QQ名、微博名。这些名字都是为主体命名，但不是为主体的整体命名，它们是为主体体验的一部分命名。就像我一样，张沛超，字樸诚，号一无是处居士。就以我的名字而言同时包含本我、自我和超我，这个很好对应。比方说"沛"字的意思有流动性、丰富性，像力比多，就是本我。"张"有张开、张力、维持这样的一些属性，就是自我。"超"正好对应的就是超我。而我给自己起的字就是"樸诚"，"诚"是儒家核心价值观，"樸"是道家的核心价值观。"樸诚"读起来又是跟"沛超"谐音的。而我的最高志向是希望自己一点用处都没有，一无是处居士。这里使用了一个双关，一无是处仿佛某个住所一样，居住在一无是的地方，那不是居住在空性当中吗？这是我对自己的另外一个主体性的规划。

你们是不是也可以来分析一下自己一系列的名字呢？你看看哪些名字是父母起的，哪些是后来自己起的，它用来指涉自己哪一部分的主体体验或哪一部分的主体愿望呢？

中文语境下的客体 ● ● ● ● ● ● ⁝ ⁝ ▲ ▲ ▲ ⁝ ⁝ ● ● ●

　　有一个流派就叫作客体关系流派，客体关系流派里头还有一系列的与客体相关的术语。比如说自体客体、过渡性客体、部分客体、奇异客体。客体关系流派里有很多与客体相关的说法。在拉康派里面会有客体小a，也会有大他者，都是指不同于主体的东西。客体这个词的英文是 Object，我们知道在英文当中 Object 同时也可以用来指物体。这里的客体显然不等同于一般的物体。一个物体可以成为客体，但不是所有的物体都能成为客体。一个属于人的客体，它同时也是一个人的肉身，人的物体。一个洋娃娃可能对一个人而言只是物体，但是对另外一个人而言是过渡性客体。它虽然属于客体，但是它被主体蒙上了与主体相关的色彩，所以它不完全是一个物体。从这个角度而言，主体和客体本身就是相伴而生的，处于一种你中有我，我中有你，你看着我，我看着你，你离不开我，我离不开你这样一种辩证关系。物体其实在中文中可以被翻译为东西，因为中国人的"物"概念是不等同于东西。比方说很多学校以"格物致知"作为校规，格物致知的"物"指的就不只是物体的意思。这个"物"曾经在王阳明那里闹过一个笑话，他读到"格物致知"之后，盯着竹子看，看了一周，看得头晕眼花，也没有格出什么知识来。对中国人而言，这个"物"更多的是一种心理层面、精神层面的对象，它是一个Mental Object。

比方说客体关系理论，术语本身很有意思，我们分开四个字来理解。首先看"客"，什么是客？我家里来了客人，这个人很客气。对中国人而言，这个客人离主人距离非常近，是圈内人、自己人。来了客人之后，我们跟客人拉家常，有时候会这样问：咱妈还好吗？咱弟弟的收成怎么样？我们问话的时候用的就不是"你"，而是"咱"，仿佛这个客人是主体的一部分，密不可分。客体关系这个"客"本身就是在中文的语境下，它不像是西方的完全的他者，完全的物化对象，完全不属于我的东西；它本身就是因为跟主体的关系，才成为客。

我们再看看"体"，中国人的"体"指的也不是解剖学的术语。它指的是一种精神层面或心身融合的统一层面的对象，所以我们才会有心体、心性、体性、体验、体悟、体征这样的说法。你没有办法在英文的 Object 当中看到在汉语语境下这么多"客"和"体"所包含的很丰富的意蕴。

我们再看一看"关"，"关"就意味着中间存在着间隙。当我们说嘉峪关、居庸关的时候，地方起码是能通，才是关。如果它是完全封闭的话，它就不是关。我们经常说关口，"关""口"是同时使用的。这不就表明一种连通性、一种间断性？

"系"又表明连接性，把什么东西系起来。关系里面又包含一个既间断、分开又连接、联系的关系。

这么一番解释，我们客体关系理论的客体关系，其实在中文语境当中是可以与西方语境中的分开来看的。

主体跟客体的关系是怎样的呢？在黑格尔的哲学里是这样看待的：主体要先使自身客体化，然后再对这个客体化进行扬弃的过程当中复归主体。一个人要先把自己对象化。我们在心理治疗当中有很多这样的经验。一个人有某种情绪，这种情绪属于他，但是他又不明确地感觉属于他。当他把这种情绪说出来，说出来的过程当中这个情绪就被对象化为言语。当这个人听到了自己的言语的时候，他明白了自己主体的愿望了。

同样的思路也可以被用在艺术治疗身上。一个人把自己没有办法表达的东西，对象化或客体化为一幅画、一段音乐或一支舞蹈。这个过程即在客体化的过程当中他获得了主体感。弗洛伊德讲自我是扬弃了客体投注之沉淀。这句话非常深刻，这里的自我就是 Das Ich，同时包含 Ego 和 Self。

正常人是"客随主便"

假如一个人比较正常，有时候有一些小小烦恼，但是这些小小烦恼不足以颠覆他平静的内心。这种情况下就像是一个主人家里偶尔有客人来访，尽管稍稍忙一下，不妨碍主人生活的连续，这种情况下是正常的情境，我把它称为"客随主便"。如果在一种情况下，客人住下之后不走了，他天天住在这里，时间长了，谁是主人呢？就像是一个家里住了十多口人，来个快递只写了某个地址收，那谁来收？一旦家里边住了太多客人，哪怕客人

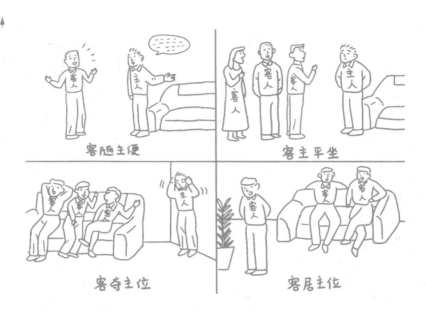

不捣乱，也会使真正的主体产生混淆。我把这种情形叫作"客主
平坐"。如果进一步恶化，客人住了之后觉得很好，他也想做主
人。一个人觉得很多事情做不了主，有时候甚至想杀人。他真实
地感觉到他脑子里进了什么样的东西，他受它指挥，他不知道他
是谁了。这种情况下叫"客夺主位"。如果进一步发展下去就是
"客居主位"，主人已经被放逐了，客人或者客人们坐到了主人
的位置。这种情况下对应在临床上可能就是精神分裂症了。"客
随主便"的时候，可能是正常人。"客主平坐"的时候，可能是
神经症。"客夺主位"的时候就成了人格障碍，"客居主位"的
时候就成了精神病。在精神病状态下，这个人没有办法谈主体
性，因为他的知、情、意都是不协调的，你无法在互相冲突的
知、情、意之间看到主人是谁。这个人的主体性已经丧失掉了。

所以在这个时候他也不具有民事行为上的主体性，他也不具有刑事行为下的主体性。如果他跟人签合同，这个合同是无效，因为他没有做主。他在这种情况下杀人，甚至可能是无罪的，也不是他自己的意愿要杀的。

这让我想起自己的那位做巫医的姑婆，她面对一些原始文化情境下的癔症情况。这些癔症分成两种，一种是"中邪"，一种是"丢魂"。所谓"中邪"就是客人进来了，"丢魂"就是主人自己出去了；所以对应的治疗学就是所谓"驱邪"与"招魂"，如何把客人赶走，把主人迎回来。我们最终做回正常人又变成"客随主便"。人的主体不是封闭纯粹的，这家的主人不是把自己锁在深院里，跟外界没有交流。如果这种情况下没有客人，只有主人的时候，谁知道里面住着主人呢？这就好像是一种自闭谱系障碍。所谓正常人其实也就是"客随主便"，有客人，但是主客之间的关系很协调。就像我们正常人一样，有冲突，有些时候有一些不太如意的想法，都是可以交流的，不会发生内在的战争。

有些时候一些主体受到了客体侵害之后转为自闭状态。主人不再见任何客人了，他的生活就变得很枯竭，闭关锁国，这种情况下其实主人自己在里面住久的话也是非常孤独的。这个时候可能他就会招一些不太正常的客人来。像一些人际关系上比较疏离的人，有时候要么有一些心身疾病，要么有一些癔症。我会让他做思想实验，问他如果身上一点毛病都没有，没有感觉到任何不适，他生活会怎样。来访者想想就回答说那就真的太没意思了。本来跟人没什么关系，但如果没整点什么幺蛾子出来要一要，实在太寂寞了。如果只是一个孤零零的主体，人也是扛不住的。对待这种情况有三条途径。第一条途径就是与原始佛教做法一样，通过修行完成主体完美的自杀。这个院子里什么都没有，院子本身也倒塌了，所有五蕴和合的现象都瓦解，没有人没有任何主体来承担轮回，承担痛苦，一劳永逸地解决了。第二条路径是主体不见客人，主体会招一些幺蛾子来，比方说一些症状、一些躯体方面的疼痛，这些客体自己制造出另一些客体陪自己玩，也是一种方法。第三种路径就是实在没有办法忍受这个主体感，干脆让它瓦解掉好了。我把主人放逐掉，院门都打开，什么乱七八糟的人都可以进来，什么孤魂野鬼都可以进来，这就变成分裂症了，分裂症其实未尝不是一种解脱。一些来访者老是问我，张老师我会不会疯？第一年这样问我，第二年还这样问我，第三年、第四年、第五年还是这样问。我终于忍不住了，只好回他：你是多想疯啊？疯就是做不得主，多好，再也不用承担责任了，没有主人了。

主客体的划分是临时的 ● ● ● ● ● ● ● ● ● ● ● ●

其实主体和客体说得更深入一点，主客之间这种划分也是临时的，就像什么是我，什么是我的病，我的哪个东西是自己的病，这个划分也是临时的。在做精神分析之前，我们有一个主体感维持了几十年，我们一直觉得那个是正常的。做了精神分析之后，我们聆听了内在很多乱七八糟的声音，终于发现有另外一个声音。现在我们就直取另外的声音作为我们真正的主体，再把前几十年的主体都视为有病、异常、荒唐的。问题来了，如果再过些年你又接收到另外一个传统的影响，那你会不会把被精神分析所挖掘、所塑造的这个主体也当作是假的呢？这样想来真的很荒谬。你买了一艘船，每天出海，这个木船在海里总是容易腐烂。第一年你换了一块侧板，第二年换了一块面板，第三年你换了一根桅杆。就这样，每一年换一样东西，换了十几二十年之后，这上面没有一块木板是原始的，钉子都不是原始的，式样看起来都不太一样。你为什么觉得这艘船仍然是原来那艘船呢？所以从本质上来讲主体与客体之间的对立其实就是临时的，假设的。

什么是我，什么是我的病，也是临时假设的。我以前打坐的时候，打坐完突然脑子里有了几句诗，我写到博士论文上："以我观病我有病，以病观我病有我。我复观病我是病，病里寻我病是我，观至病我不二时，既无病来亦无我。"我悟到这点之后，开始动笔写论文，整篇论文是从这几句顺口溜开始的。如果我们认同了某一阶段自己某些身心现象、某些关系现象为我们的主体，我们的主体一旦获得稳定之后，它就会又失去刺激感，失去一种变化感。这一点事实上是我们人类的天性，就像是我们临床上所见边缘型人格障碍一样。他如果获得一点连续的主体感之后，他就会觉得这个主体所担负的责任太大。拿我们客体关系术语来讲，他会有一些抑郁味的焦虑。这种情况下他愿意回到碎片主体的状态。

　　我们正常人也是这样，我们居于主体的时候总是望向远方，有使自身成为客体的愿望。像一句歌词：生活不只眼前的苟且，还有诗和远方的田野。我今天读到一句特别解恨的话：生命不只有眼前的苟且，还有远方的苟且。我们的主体事实上是很喜欢自身放逐的。我们希望主体被放逐，被流浪。有一首歌中间有一句话是：我不是归人，我是过客。我们既难以忍受没有主体感，又难以忍受主体太稳定，还难以忍受主体太凌乱。这就是我们的生存处境。我们的病人跟我们自己都一样了。我这一系列课程的一个很重要的目的也就是让大家认识到众生平等，我这个病理学其实也就是生理学。

♠♠课堂问与答♠♠

　　问：当下如何区分主客体？

　　答：你是问你当下如何区分你的主客体还是问我当下如何区分我的主客体呢？说实话当我问起当下我如何区分我的主客体的时候，我都糊涂起来。首先是客体，各位没有一个人坐在我的面前。我所讲课的对象全都是被我观想出来的主体。我究竟是对着客体讲课还是主体的独白呢？你这样一问，我真的觉得有点困惑起来了。当我弄不清楚客体的时候，我也弄不清楚主体了。当我回答这些问题的时候，我的身体在发出声音。可是这些想法很多时候都不是属于我个人的。我有些时候引用来访者的话语，有时候引用文献的话语，而有些时候像我刚刚那几句顺口溜一样，我都不知道那几句话从哪里来的，我凭什么把它视为是我的呢？被你这么一问，我是主客都分不清，而且分不开了。我不知道我回应这一番之后，是不是使你的主客更加清晰了，但是我觉得你变得跟我一样糊涂，我们都进入一个糊涂的状态，这个未必是坏事。

问：以前曾说主体生前就有，今天又说主体在出生之后才有，这是怎么一回事？

答：一定要注意我说的这个主体是主体系统。当这个人肉身没有诞生的时候已经被命名，系统当中已经有这个主体了。而这个人生活到某一个阶段他才会有自己的主体体验，他才把自己的体验变为主体。这个当然是出生后才行。主体感是主体系统的一部分，它当然是在某个时期才会有的。

问：自体Self与主体怎么区分？

答：这是很微妙的区分。我们的Self还要区分一下它是哈特曼和雅各布森所称的Self Image还是科胡特后期所指的Self。如果是哈特曼和雅各布森所指的Self，它只是被Ego制造出来的一个影像而已。它是一个被制造的影像，它本身没有能动性。这个Self并不是主体，但是它属于主体系统。到了科胡特后期也就是广义的自体心理学的时候，这个Self慢慢就有了统摄内心的一切，包括能动性、主体性的这种机能。所以这个时期的科胡特所使用的Self比较接近于主体Subject的意味了。如果要好好论证主体Subject、自我Ego、自体Self、自性SELF之间的区别、联系、历史、渊源、内涵外延的话，可能需要一整本书。

问：怎么看待吸毒导致的人格变化？

答：我本人是没有吸过毒的，但是一些神经刺激物，比方说酒精、香烟、茶或咖啡，这些我都有接触。我们大家听到酒后吐真言，历史上看个人人格的方法之一有"醉之以酒，以观其性"。这个究竟可以解除人的防御，显示出这个人的真正的主体性。我想其实也不能把酒前这些人格当作是假的，酒后就一定是真的，其实都是真的，是因缘和合的结果。不同人格的人吸食毒品之后产生的精神状态或出现幻觉的内容、妄想的性质可能都是不一样的。他都会显示出每个人自己具有的主体系统当中的一些被压抑的、没有被呈现的部分。总体而言吸毒的确能导致人格变化，甚至开发出一些新的人格。吸毒可能造就大脑结构的变化，这种人格变化可能是不可逆的。

问：你刚才说了主体把自己的门关起来，也不行；主体要开门接客的话也不行；主体干脆把门一关，自己出去当客体也不行。主体的宿命应该怎样？

答：说实话，这个问题我也不知道，我也在思考。可以说不同传统当中对于主体的规划不一样，我们今天都生活在一个复杂的传统网络、传统的扭结里，这就是我们主体所遭遇的一个很荒谬的现实。面对主体所面临的比较荒谬的处境，我只能回答人生如棋，落子无悔。你选择什么，你承担什么，这个是没有办法的事情。至少我没有发现一种最完美的、最高境界的主体归宿。因为即使是我比较熟悉的佛教的修行系统，其实对主体的看法以及主体的归宿，也有很多流派间的区别。南传佛教指出的路跟北传佛教就不一样，北传佛教当中不同的流派之间指的路其实都不一样。你有一千张地图，但是你不知道你该沿哪个方向走。听我这个课最好的状态不是听完之后若有所得，而是听完之后若有所失。

问：痴呆是怎样的状态呢？

答：其实痴呆的状态下，它的主体性没有办法有一个言说主体。什么叫言说主体呢？我们前面讲语言的时候讲到过，一个人从来不曾开口谈论自己，我们也无法获得他一个言说主体的状态。我们只能通过他一些外在的表现，来移情性、共情性、神入性地尝试理解他处于一种什么样的主体状态。但是问题不太好沟通，因为可能你最熟悉的沟通方式就是一种语言的沟通，而痴呆可能无法理解你的语言。同样的情形我想也适合于一些比较严重的自闭症、孤独症。其实就整个婴儿不会说话的时期（语言前期），很多主体性我们是通过观察推测，尤其是通过对精神疾病患者的反推来获得的。因为我们假设精神心理障碍是由于退行或者固着的原因，也就是说他们处于某种婴儿的状态。通过对他们疾病结构的理解，我们反推一个婴儿的主体世界是怎样的。就像克莱因所认为的婴儿主体世界内充满一些被迫害感，充满了一些死本能所形成的焦虑一样。不过，我觉得无论怎么样的痴呆，我相信他有一定程度的主体性，哪怕他痴呆到智商很低，我仍然相信与人工智能或机器人相比，他有主体性。

问：主体系统内是不是包含了客体的一种临时的状态？

答：我觉得这个问题很好，非常敏锐，跟我今天所回答的第一个问题有某种相合之处。当下如何区分主体与客体？通过刚刚的例子，通过我自身内心状态的一种描述，各位都能看得出来，当我们讲到主体系统的时候，怎么可能不关涉到客体呢？当我们讲客体的时候，这个客体总是对应着主体的。如果他不曾对应主体的话，他就只是物体。所以主体跟客体之间就像是阴中有阳，阳中有阴一样，像一个太极图。

问：被放逐的时候主体在哪里？是身体主体还是自体客体主体呢？

答：被放逐的时候就像你被家里扔出去了，你自我放逐，你把门锁住，你开始流浪了，这是流浪中的主体，不是居于某处的主体。他不是一个安身立命的主体，他就是主体的一个流浪状态。其实我们的病人、来访者来找我们，这就是他自身的一种主体放逐行为。他为什么要放逐自身呢？因为他在他的原生家庭待得不舒服。当我在这里说原生家庭的时候，指的是一种家庭情结。他无法继续在这样的家中待下去，所以就把门一锁自己就出来。他可能打招呼，可能不打招呼。这时候我们就是他所遭遇的路人，我们就像一个客栈的老板一样。他经历了一种象征性出家的过程，而在咨询师、治疗师、分析师这里，就像是流浪途中投宿客栈一样。他流浪就像某一天能够再回到理想的家园，他只是暂时跟我们传统、跟我们系统相遇。有可能在这里获得一些主体感之后，他就离开了。他也有可能留下来跟我们一起经营客栈，因为他觉得这就是他真正想干的事情，这就是他主体性的体验。我们的来访者某一天就变成我们的同行。

问：如果主客体本身就是可以整合的或本身就是一体的话，主客体整合之后状态是怎么样的呢？

答：我相信很多修行系统内都有这种现象的一个描绘。我本人一开始打坐的时候是按照南传四念处的做法打坐，尽管进行得比较粗浅，但的确体验到了无我这种现象。我的确体验到了我平时所以为的我乃至我的系统，本质的一种非实存性。这个经验不太好描述，它肯定不是一种很日常的意识状态。如果你想更深入地了解，你可以看禅宗的《十牛图》，禅宗的《十牛图》可能是一份通往主体客体不二状态的地图。当然以我本人的修行是没有办法来讲解这张图的。

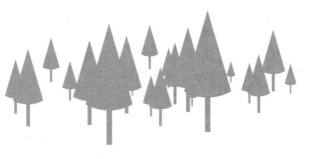
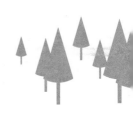

第五讲　因果与因缘

——人生没有对照组，无法简单归因

　　为什么我们要探讨因果与因缘的问题呢？大家注意看我们的
精神病理学中间就有一个理字。谈到这个理字大家有什么样的联
想呢？我要找人说理，要先给我个理由。所以这个理字本身就包
含了一些因果的意思。可以说精神病理学说到底就是探讨人为什
么会有精神心理障碍的。对于不同的心理治疗流派，它一定有各
自的因果论。那对于心理治疗的史前史，也就是心理治疗出现之
前，大家在传统的宗教、原始的文化疗愈中也有对于精神障碍的
归因的学说。

各流派对心理障碍的归因 ●●●●●·↓↑↑↑↑↓·●●●

　　对精神心理障碍的归因总体来说有三个方面：身、心、灵。
身的方面就是把精神病、心理障碍都归因于躯体上。这个归因的
理论历史很悠久，通过对身体的治疗，完成对心理的治疗。比方
说在一些史前人类的墓穴里发现人的骸骨，头骨有钻过孔的痕
迹。后人猜想是不是这个人有了某种精神疾病，通过钻孔的方法
对他大脑进行操作，使他恢复正常呢？这就是原始的开颅术。灵
的方面，就是对精神心理障碍进行灵性方面的归因，宗教认为人
的精神错乱是由于他失去了上帝的爱或他被撒旦所诱惑。这种情
况下通过重新坚定对上帝的信仰，他就可以恢复正常。类似的归
因都属于灵层面的归因。

　　在心理学兴起之后，对精神心理障碍开始进行心理层面的归

因。不纯粹是身体的问题，也不纯粹是灵性的问题。

创伤模型是精神分析的第一个模型。由于精神分析属于比较早的心理治疗分支，所以创伤模型可以被视为一种历史悠久的归因模型。心理障碍是由于发生了创伤，最初这些创伤是发生于真实层面，尤其是性方面的创伤。后来弗洛伊德发现这个创伤也可以发生在想象当中，所以他提出了驱力的概念。在创伤模型之后就有了自我的模型，一个人的精神心理障碍是由于他的自我不足够强大，不足够健康，没有办法动员起足够的防御。由于防御失效，导致他没有办法忍受他的焦虑，所以形成了症状，同时他的防御也不足以应对外在的环境。这就是从自我的角度进行的一种归因。客体关系角度认为这个人存在着病理性的客体关系，或者说他有一些内在的坏的客体，或者缺少一些稳定的客体关系。到了自体心理学，又有自体心理学维度的心理症状的归因。这个自体障碍是由于他的自体没有得到很好的镜映，乃至他出现了一些不够连续、不够完整、比较僵化的自体结构。在拉康学派和荣格学派那里，也都有心理障碍的归因理论。荣格所认为人的心理障碍可能是过度认同某一个原型；拉康学派认为人的心理障碍可能是不明白自己的愿望、欲望。刚刚所说这些都属于精神分析、精神动力流派。

对行为主义流派而言，他们的因果论至少在一开始是取消心理的因果理论。在他们的理论里只有行为，没有背后的这些动机、愿望、情感、认知的过程。所有这些心理症状只不过是不同种类的、不够适应良好的条件反射而已。当然这种很激进的观点被后来的认知主义所修正。人的心理障碍主要是由于他有一些不太正常的核心信念。认知治疗技术其中有一个叫作盘根问底法或者叫作垂直向下法。只要你对人的自动思维使用盘根问底法或者垂直向下法，最后通常都收敛于四个核心假设。哪四个呢？我是不好的；我是有罪的；我是不可爱的；世界是危险的。接下来你要跟来访者进行对质的话可能就比较无奈，因为来访者也不知道他为什么信仰这四个假设。这四个假设又是怎么形成的呢？所以又需要再次进行归因。

在存在主义、人本主义那里他们也有对人的心理障碍进行归因的理论。比方说人的这种症状可能是由于他没有获得存在感；或者他的存在感受到了威胁；或者他感觉到自己的生命没有意义；或者说他不能够充分地实现他自己的潜能。

无论是精神动力学、认知行为主义还是存在主义，他们还是倾向于把人的精神心理障碍放在个人的角度去理解。这样的观点后来也被一些系统观所挑战。大家知道家庭治疗是持系统观的，不是个人出了问题，是家庭系统出了问题。不是一个人的精神心理障碍，而是家庭乃至家族内部的互动方式有问题。

不同的心理治疗流派都有各自的因果理论，但是其中没有哪一个因果理论能够成功地解释来访者的所有问题。每一个流派都试图从自己的因果理论出发，摸索出一条可以改变因果的途径。如果这个人的问题是由于他在家庭中的界限、互动方式有问题，我们在治疗上就可以通过改变这个家庭的互动模式来完成。每一种因果理论，都伴随着一个潜在的治疗理论。不同的因果论就伴随着不同的治疗理论。

来访者有自己的因果理论　● ● ● ‧ ‧ ↟ ⬆ ⬆ ↟ ‧ ‧ ● ● ●

　　很多情况下来访者都有自己的因果理论，完全没有思考过自己为什么会罹患精神心理障碍的来访者是很少的。来访者外显或者内隐都对自己为什么受苦有过归因，而且这样的归因也使得他们会寻找到不同的心理治疗流派。有人的归因认为：我心理不舒服，我的抑郁或焦虑就像感冒一样，它是躯体方面的问题；我就去找精神科医生，精神科医生通过精神科药物让我大脑的代谢恢复正常，就像退烧一样，我的痛苦也就可以退去了。与此相反，有人认为自己的问题跟童年相关，跟童年时期受到过的某些经历相关，跟童年时期与重要客体的依恋质量相关，那他可能就会寻找到精神动力流派的治疗师。

　　一方面人们对于精神心理障碍的归因受到社会、文化的影响。比如说曾经有个很盛行的诊断叫作神经衰弱。神经衰弱好像把神经比喻成某种肌肉，肌肉由于过度的劳动而变得衰弱了。对应的方法就是给神经补充营养。所以当年有一种药物叫作补脑汁，这个药物被用来治疗神经衰弱。现在随着社会文化的变迁，大家已经很少给出神经衰弱这种诊断了，哪怕这一类病理现象仍然存在。但是由于社会对这种现象的因果论发生了变化，所以治疗方法也发生了变化。

从另外一个角度来讲，一个人有某种内隐的对于疾病的归因，会使他寻找到某一特定流派的治疗师。同这个流派的治疗师的工作，也会影响他的归因。如果他在认知治疗师那里发现了自己的核心信念是"我有罪"，他可能会对"我为什么会有罪"产生兴趣，希望把这个原因也找到。他可能就会转而寻找到精神分析师那里去。如果在精神分析师那里获得进一步治疗，他发现这个问题不只是他内在的冲突的问题，还是家庭系统的问题，他可能也会把家人带去做一个家庭治疗。所以说他的归因会逐渐发生变化。

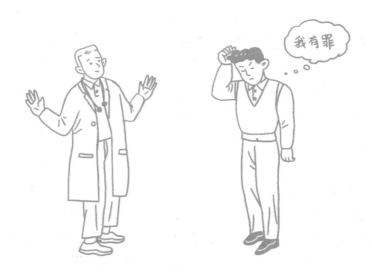

有一个名词叫作归因风格，人的归因风格有内部归因和外部归因。内部归因倾向于从人的主观动机方面去归因；外部归因倾向于从外在条件方面进行归因。比如说一个人考试焦虑，内部归因可能是这个人心理素质比较差；外部归因可能这次考试录取比例太低了，换成谁都会有压力。我们发现很多抑郁症的病人都倾向于内部归因。大家有没有留意到抑郁症病人很少去管别人怎么样，他们倾向于在自己身上找原因。不断地找原因的后果就是他们会放大自己的缺点和弱点，到了极端情形就是自罪自责。如果一个抑郁症患者逐渐从内部归因转变为外部归因，这可能是一个好转的标志。另一种情况，如偏执性障碍，偏执的人可能总是从外部归因，他不从自身找原因。所以抑郁可能是一种过度内省的病，而偏执可能是内省不足的病。

心理障碍是多重因素决定的

我们回头来看精神分析，哪怕是精神分析流派从诞生之初到现在，都经历了很多个归因模式的变化。弗洛伊德提出了一个理论，叫多重决定理论（Over Determinism）。这个多重决定理论指症状是由多重因素决定，不是一个单因素决定的。我们平时在日常语言中使用因果这个词的时候，通常没有留意到我们经常是一种单因素线性的因果理论。哪怕是披着科学研究的外衣，如果科学家发现我们的某个脑区跟我们的恐怖症状、焦虑症状有关系——比方说我们的杏仁核被发现跟我们的焦虑、恐惧、回避等行为有关系，我们就会倾向于把杏仁核视为导致焦虑或者恐怖的脑区——这种归因其实是一种谬误。我们只是发现了人的恐怖、焦虑行为跟杏仁核的亢进有关系，但这个关系是不是能证明杏仁核独自输出了焦虑或者恐怖现象呢？不是的。事实上我们大脑的所有脑区之间都是处于一种相互影响的关系，它们是以网络的方式发挥作用的。杏仁核为什么亢进？可能是前额叶的代谢不足，前额叶功能不足可能导致前额叶对杏仁核的抑制解除或者抑制不够，进而使得杏仁核亢进。所以，人的焦虑或者恐怖是与我们的大脑整体有关的。同样，如果我们发现人的某个基因缺陷引起了人的冲动行为，这个冲动行为可能与犯罪相关，我们就会倾向于把这个基因命名为犯罪基因。但事实上是不是这个基因本身导致了犯罪呢？不是的。跟脑区一样，我们的基因也是以基因网络的方式发挥作用。因此，一个相关不能够导致因果的结论。

从神经科学和基因科学的证据来讲，弗洛伊德的多重决定理论还是蛮有道理的。但是，当来访者进入我们的临床情境的时候，很多情况下来访者本人抱的信念是：我这个问题有一个确定的原因，咨询师或者医生要尽快地帮助我找到病根，找到这个原因，然后我就可以从这个痛苦中解除出来了。我一定要讨一个说法，我这个病究竟是什么原因？它能不能治好？哪怕不能治好，你也要给我一个说法。当来访者持有这样信念的时候，仿佛他现在所有问题和困难都是由于某一个单独的原因引起的。有些来访者会阅读相关的书籍，通过书籍做"自我分析"。来访者看了书之后回去问爸妈，"当年你究竟是在什么时候给我断的奶"；或者"你们具体哪一个月外出打工使我成为留守儿童的"；我需要发现这个背后是不是有些分离方面的原因。很多来访者都曾经这样干过，仿佛当年在某一个具体的月份发生了断奶或与父母分离，导致了后来自己的所有问题。如果是这样的话，能回到过去那该多好；或者以这一点作为罪证，好好地控诉父母，让父母忏悔多好。这是一种知识论的因果观，它背后的假设就是，所有的因果都可以像知识一样，通过类似科学研究的方式把它弄清楚，然后把原因弄清楚就可以从源头上解决问题。与之相对的是存在论的因果观，人生在世要对自身好奇，要探索生命的意义。不是出了什么问题才来寻找意义或者因果，而是人的存在本身需要这样的求知性行为。如果你不探索这些原因的话，你就不是真正的存在，也就是说人必须活得有意义。

"人生没有对照组"

为什么知识论的因果观是错误的呢？这是由于把人生误以为某个物理现象，认为可以通过实验的方法找到它的原因。但是人生是另外的东西。首先，人生是不能够设对照组的。我们没有办法制造出一个跟自己一模一样的人，再通过对自己和镜像人施以不同的干预，看看什么样的干预带来什么样的后果。哪怕是同卵双生的双胞胎，他们的命运轨迹也可能非常不一样。其次，人生是没有办法分离出纯粹因素的。人生不能像实验对象一样，控制剩下的所有因素，只剩下为数不多的几个变量，看一看变量有什么后果。再次，生不可重复。我们不能够通过重复做这个人生实

第五讲　因果与因缘

验来看什么因素在我们身上具体发挥了什么样的作用。还有，我们人生预期会影响我们的选择，我们不是一个被动的实验对象。我们知道某个实验对我们可能造成的影响的时候，知道本身就会影响我们的人生。所以从这一点而言，我们的人生本身就是测不准的。我们的人生有路径依赖，对一个实验对象而言，两个因素，A和B，一先一后作用到它上面，产生的后果不一样。按照A、B的方式和按照B、A的方式对它产生的效应是不一样的。这个就叫作路径依赖。人生也是有路径依赖的，比如在某些时候遇到什么样的人。在合适的时候遇到合适的人就是一个很好的结果。如果在不合适的时候遇到合适的人，那其实也不是合适的人。所以人生有内在的一个时间序列，不同的因素在时间序列当中发挥作用的时间不一样，产生的效应也是非常不一样的。

我罗列了我们人生跟一般的物理对象的很多不同，目的就是让大家从这种知识论的因果观转向存在论的因果观。我讲过一个专题叫作精神分析或者心理治疗的四转向心，哪四转向心呢？从未来转向过去，从外界转向自己，从行动转向好奇，从实体转向缘起。四转向心这个微课的文字稿网上可以找得到。如果人持知识论的因果观的话，他寻找原因就是为了要采取行动。如果我跟这个人过不好，原因就在对方那里，是由于对方是一个坏人，我一旦知道这个原因之后，我就理所应当地采取行动，离开这个人。这样的知识论因果观是为了行动。

另外一个情形就是我只是对自己的人生有温和的好奇，这种求因果本身在于我对因果的一种温和的好奇，而不在于我接下

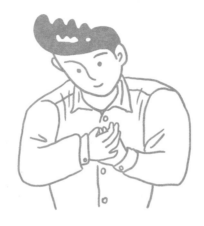

来要急急忙忙地采取行动。这是一种精神分析比较好的心态。把人生看作一个比较复杂的过程，一个缘起的过程，而不是一个实体。请记得四转向心的第四转向——由实体转向缘起——不光是对疾病的观点，从疾病实体转向疾病缘起，甚至是对整个人生的观点都是由人生实体转变为人生缘起。拉康派有一个观点认为分析师是假设知道的主体，来访者假设分析师知道原因，在这种假设的诱惑下，来访者不断地求证。事实上，分析师是不知道原因的。

　　来访者有时候在临床上自己做归因。某人现在的亲密关系的问题源于1岁1个月的时候，他的母亲离开了他。这一事件带来了

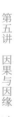

后来的所有关系的不正常。听起来好像有道理，因为按照精神分析发展心理学，1岁1个月他的确处于一个尚未建立起稳定的依恋的时间段。如果这个时候客体不在场的话，的确会带来依恋方面的问题。但你也会发现很多人的父母也是在差不多这个时期离开了他们，然而在这些人身上没有产生一样的病症。某人现在的这些问题一定是由母亲于其1岁1个月离开引起的吗？难道就是从母亲离开的那一天，母亲变成了一个坏客体，在此之前都是好的吗？事实上往往临床上我们发现不是这样的。来访者的母亲的确是在某个敏感期离开了他，可是哪怕母亲没有离开他，这个母亲也不是一个可亲近、可依赖的对象。还有一些时候我们在督导过程中，一些被督导者会问："我产生这样的负面情绪究竟是由于我本身的问题还是来访者带来的？"我们有时候顶不住压力就会告诉他，可能是来访者带来的，通过投射性认同给他带来的。或者我们告诉他，这个可能很大程度上是他自身的问题，所以他要多跟督导师聊聊。真的是这么简单吗？要么是你的问题，要么是来访者的问题？不是这样的。

因果成真需要条件

当我们谈到某一个因果的时候，往往忽视使这个因果成真的条件。比方说水加热到100摄氏度的时候会沸腾，这就是一个因果。果是水沸腾了，因是水被加热到100摄氏度。我们往往忽略这个因果所成立的条件，那就是海拔为零。如果在珠穆朗玛峰上烧水可能70摄氏度的时候就能够沸腾。任何一个因果都处于一个或一系列条件里。比方说我的面前有一个茶杯，这个茶杯之所以出现在这里是由于我面前已经有了一张桌子，还有一个原因是在同样位置没有放着一个花瓶，也没有放着一台电脑或一个香炉……这个位置被空出来，所以这个茶杯才可以被放在这里。促使它能够在这里有数不清的原因和条件，这要求我们要逐渐学会从比较复杂的因缘角度理解因果。在这里我发现唯识或者唯识因明——佛教的一个分支——所提供的因缘理论比较能够帮助我们理解来访者的现象甚至临床上的一切现象。

这个理论叫作四缘说，哪四缘呢？因缘、增上缘、等无间缘、所缘缘。因缘就是只要这个因缘存在，在合适的条件下一棵橡树的种子总是能够长成一棵橡树。这个橡树的种子本身就是因缘。增上缘就是使这个因缘能够成熟的条件，增上缘可以有顺增上缘也可以有逆增上缘，促进因缘实现的就是顺增上缘，反之就是逆增上缘。一个爆竹爆炸了，因缘本身是一个爆竹，它的顺增上缘可能就是有人点燃了它。如果由于天气使这个爆竹受潮，可能就暂时不会爆炸，这就是逆增上缘。

所缘缘和等无间缘解释起来比较复杂，所缘缘更多是从空间角度，等无间缘是从时间的角度。比方说，因为某一天A突然被B恶狠狠地瞪了一眼，从那之后A产生了对人的恐怖症。这个过程当中的因缘是怎么回事呢？是A本身内心就有恐怖。所缘缘就是那天A所看到的B，B是A看到的对象，这个B恶狠狠地瞪了他一

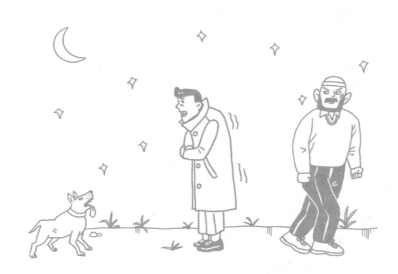

眼，在空间上A正好迎上了B。不是B恶狠狠瞪了一眼就能够使A患上对人恐怖症，最重要的仍然是因缘。所缘缘分为亲所缘缘和疏所缘缘，比方说A看见那个恶狠狠的B的时候，其实他内在有一个迫害型客体表象被唤起了，但是他没有留意。事实上不是外界的B瞪他那一眼引起了他的恐怖症状，而是外界B瞪他这一眼令他内心某个迫害型的客体表象被唤起。外在B是疏所缘缘，内在客体表象是亲所缘缘。

等无间缘是怎么回事？如果我翻书的话，我看到第14页，是由于我前面依次翻了第1页至第13页。正是因为我看了13页，接下来我才翻到第14页，我前面看13页这个行为就是我看第14页的等无间缘；来访者A见B恶狠狠瞪他一眼之前的所有现象都是那一瞬间的等无间缘。一个人之所以会生出某种精神心理障碍，是因为他本身就有生出这种精神心理障碍的因缘。那么在某一个时期在无数的因素和合的情况下，这个因缘就成熟了。

这对临床上的启示是：当我们对来访者的症状进行调查的时候，要看一看这个症状发生的情境究竟是一个什么样的情境，这个情境里所遭遇的是什么样的人。把这个弄清楚有助于我们理解这个症状得以实现的所缘缘。同时我们又很关注这个症状产生之前有哪些先导事件，这些先导事件可能是这个症状形成的一个等无间缘。还需要看一看在这个症状发作的前期来访者的生活有哪些比较大的变化，有哪些比较大的调整，出现了哪些新的人物或事件。因为这些东西可能是增上缘。然而最重要的是，如果来访者本身没有发恐怖症的因缘的话，哪怕增上缘和等无间缘、所缘缘都具备，这个人仍然不会发病。同样，我们如何理解临床当中的移情和反移情的现象呢？我们以反移情为例。我们产生了一个某种感受，这个感受对我们而言，我们需要问自己以下五句话：第一，发生了什么？第二，发生这件事对来访者而言重复了什么？第三，发生这些对来访者而言意味着什么？第四，发生这些对我们本人而言重复了什么？第五，发生这些对我们本人而言意味着什么？

心理治疗的复杂因缘视角 ● ● · · ↟↟↟↟ · ·●●

我们对来访者产生的感受，它的形成也是有因缘、增上缘、等无间缘和所缘缘的。为什么我们会有这种感受？比方说我们某一天对来访者格外感到厌烦，就是由于我们本身就有一种厌烦的因缘。这也是为什么我要问，对你而言重复了什么，意味着什么，你是否以前也这般厌烦一个人呢？如果你厌烦来访者的话，他可能就会有增上缘，比如说你最近工作过度消耗，消耗本身就使得你更倾向于厌烦来访者总体，使得你的心产生一种对来访者总体厌烦的状态，这就是增上缘。什么是等无间缘？就是来访者让你感到厌烦之前发生的那些事情。比方说来访者今天迟到了，这个迟到可能就成为你对他厌烦的一个等无间缘。所缘缘是什么？来访者迟到了，来了之后他还表现得若无其事，你看到他那张若无其事的脸，使你感到厌烦。你所感知到的这张若无其事的脸可能就是所缘缘。所以你的反移情不是单纯由来访者带来或者单纯只是你个人的问题。当你某一天意识到某种反移情，这代表所有的因缘都具备了。由于对自身感受的因缘的理解，你能够利用这个因缘去理解来访者为什么会这样。因为在来访者那边，同样也是一个复杂的因缘过程。

所以我们对待临床上每一个现象都需要放弃原来那种单因素、线性的因果观。我们设法弄清楚，却并不急于得到一个确定的原因。把这个视角应用到心理治疗的全程，可以说没有任何一个现象不是在这种复杂的因缘的背景下产生的。

当我们从行动转向好奇，从实体转向缘起的时候，这个时候所持的就是一种存在论的因果观。我们想弄清楚因缘，并不是为了立即采取什么行动，或者是通过立即采取行动来排除我们因为未知而感到的不安感。所以我们可以更好地理解比昂所说的无欲无忆，我们甚至没有弄清楚因果的欲望。这是由于我们对于复杂的因缘有着深切的体会。

事实上我们把弗洛伊德的症状多重决定理论做了进一步拓展。多重决定理论的内涵还是复杂原因之间形成的非线性关系，最后导致结果，这种因果观仍然是一种西式的因果观。当我们逐渐体验到一个复杂的因缘的时候，可以说并不是多重决定，而是一切影响一切。我为什么会在某一天见到这个来访者呢？其中一个很重要的因缘就是我没有见其他的来访者。在某个时空当中我们与某个来访者相遇，背后的因缘是无穷无尽的。随着工作经验的丰富，我们就会发现来访者跟我们有很相似的因缘。最终会发现所有的来访者跟我们都是相似的，不在此处相似，便在彼处相似。这往深处说是一个共业的问题。使用这个佛教术语，并不是一定要让大家进入佛教的体系，而是这个词汇有助于描绘这一类现象。当我们持单因素的因果观的时候，我们就容易陷入某一个流派里。比如说温尼科特学派和克莱因学派，为什么他们的临床干预很不一样呢？就是由于他们各自的归因不一样。克莱因的归因主要是内生性，这个人有死本能，这个人有内在的迫害性客体，如果不能对这些迫害性客体做出解析的话，这个人就没有办法有一个新的开始。而温尼科特更多地是讲求环境的因素，如果不能够做一个崭新客体与之互动的话，这个人也不会有新的开始。事实上这一切背后的因缘过程可能是很复杂的，也就是两个人的观点都对。正是由于没有好的客体，他内在的坏客体影响才会很大。反过来正由于他内在的坏客体影响很大，使得他不能在日常生活当中建立好客体，建立与好客体的关系，甚至他都没有办法遇见好客体。所以放到因缘当中的话，这两个因果都成立。

总体而言，精神分析重在解析，存在主义重在此时此地。可是此时此地也是处于因缘当中，此时此地本身就是一个因缘的总体。所以没有一个纯粹的此时此地，一个被隔离的此时此地。来访者在此时此地讲他过去的时候，他过去那些东西就呈现在此时此地。之所以呈现在此时此地，就有他今天呈现的复杂的因缘过程。

同样地，一个来访者的因缘与他整个家庭的因缘也是联系在一起的。来访者之所以生病，是由于这个家庭中有一些"坏"的因缘。这个来访者毕竟活到了来求医这一天，这说明这个家族当中也有"好"的因缘。一个来访者说："如果我的现在都是被我的过去决定的话，我找你有什么意思？"这个时候我可能就会问他："你来见我这件事情，也被你的过去决定了吗？"我以这样一句话作为我们这个讲座的结束，这句话视已发生者为命，未发生者为运，此时此刻谓之命运。

▲▲ 课堂问与答 ▲▲

问：我们提问，可以用"四缘"来理解吗？

答：你们在问问题的时候，本身就可以用四缘来理解。这个问题难道今天是第一次进入你们的脑海中的吗？你们过去连一次半次都没有思考过这种问题吗？不是的，我猜想我们的疑问在很早的时候就出现了。只不过今天增上缘、等无间缘、所缘缘全都具备。增上缘是你今天把其他的工作放开，腾一个时间来我们这个对话空间里。这些是使得今天你能够问出这个话，问出这个疑问的增上缘。

所缘缘是什么？是当你听完了这样一些关于因果和因缘的理论，当你看到这些理论的时候，某些东西和你内心本来有的一些疑问发生了关联。

等无间缘，你内心本来有很多疑问，它们其实跟今天的问题都是相关的。可是就在你问之前的某一刻，或许你看到了前边某个人的问题，前边这个问题在那一刹那把你的问题带到意识层面上来，所以别人的问就变成了你的问的等无间缘。当各位问这个问题的时候，我为什么能够听懂？我理想情况下是的确听懂了各位的问题。那是因为什么呢？我也有同样的问题，我们的共业是我们发出此种疑问的因缘。

问：被恶狠狠地瞪了一眼的人，如果在那个当下他能够感受到自己的恐惧，他可能就不会发生恐怖症了吗？

答：对，你的结论是对的。就是因为在那一刻他的内心无法容纳巨大的恐惧，事实上他在那一刻根本没有感受到恐惧那种情绪。在那一刻对他而言，时间停止了，空间垮塌了，感受没有了。他无法拥有那一刻的感受，所以这就是他的病。如果他在那个当下能够体验到内心所生出每一丝恐惧，那他可能就不会发生恐怖症了。

问：此时此刻的疗愈何以成为可能？

答：各位想一想，那个疗愈如果本身不在因缘里，如何可能疗愈呢？一个人之所以某天被疗愈了，是由于他本身就已经被疗愈。如果他没有此种因缘，他在哪一天才能够被疗愈呢？正是在某一个非常舒适的"此时此刻"，他内心本有的疗愈的因缘成熟了。所以在外象上好像显示出在某一天这个人被疗愈了。事实上不是，他本身就被疗愈着，他本身就已经被疗愈，被疗愈跟他本身生病是没有矛盾的。疗愈和病是他人生的不同显现而已，对应着不同的因缘。

来访者此前经历很多人和事，这增加了他的痛苦和困惑。看起来那些人和事是他痛苦、发病的顺增上缘，可是正是由于他的遭遇，以及遭遇所承受的那些痛苦情绪，使他更早地被疗愈。所以从这点上来说，那些人和事又是使他疗愈的顺增上缘。一个人先是吃了两个煎饼又吃了十个包子，最后吃了半碗面饱了。仅仅是最后那半碗面使他饱的吗？不是，他吃的一切使他饱的。

问：一个人对于恐惧情绪的觉知跟抑郁症病人的思维反刍是一样的吗？

答：不是一样的。由于抑郁症病人陷在了不断反刍的思维当中，才使得他的心不能够拥有那个当下。

问：如何带着这样一种视角同来访者工作，同时又不被绕晕呢？

答：我想说的是：唯学日增，唯道日损。我们明白了一个人的症状和他所受的苦难，它们背后有很复杂的因缘。当我们知道这个因缘相当复杂的时候，我们采取的不是行动，不是我们绞尽脑汁思索这是由于什么，那是由于什么。恰恰是我们知道因缘太复杂，使得我们在每一个当下不需要投入这种究根问底中。

恰恰是能够使我们面对着几乎是无穷大的因缘，而能够保持自己不寻找原因，也能够待在那个当下里。因为当你不努力寻找的时候，某些东西出生的因缘就具备了。为什么我讲面前有个茶杯？茶杯之所以在那儿，很重要的一个原因是没有一个花盆、香炉或水缸在这儿。恰恰是由于那些东西都不在，所以这个茶杯才能在。为什么有个茶杯？是我放了这个茶杯。我放这个茶杯是因为什么？我要喝茶。我喝茶因为什么？我要在这儿讲课，讲课会口渴。而这块地方本身是空的。

没有这个空作为等无间缘，我如何把一个茶杯放在这儿呢？我们面对来访者的时候，我们能够无所事事，能够无欲无忆，能够腾出空间，这成为来访者的某些因缘展现的等无间缘。

问：如何看待在关系双方中每个人看到的现象完全不同呢？

答：每个人在某一瞬间看到了什么，不是由于在某个瞬间里新产生了某些什么东西，进到了他的眼睛里。人能够看到已有的东西，所以某一个东西在不同的人那里看起来就是不一样的。有没有可能在某一瞬间是一样的呢？当这两个人在此刻看到这一现象的因缘是一样的时候。

我同样是放一碗饭在这里，一个很饿的人看到它，觉得是多么美好的食物；而一个吃得很撑的人看了之后，是多么地反胃。这碗饭只是一个所缘缘罢了，当然如果碰巧这两个人都很饿，那他们可能看到的都是一碗美味。

问：感觉因缘好像能够解释一切，但又什么都没有解释？

答：我想起一句话叫作彪悍的人生无须解释。当我们以习俗这样一种视角来看待解释的时候，就是通过对某种东西的理解，进而想改变这个东西。我们的人生过得不舒服，转而我们想对我们人生进行解释，这个解释是为了找到我们不舒服的原因，以便使我们的人生变得舒服。这种解释就是为了行动的解释。

如果不是以行动为导向的解释，那就是认可在每一时刻所显现出的现象。每一时刻的现象都有它不得不在每一时刻显现的因缘。从这点上而言，我们对它的理解不是为了改变它。这看起来是一种文字游戏，其实我在这里要传递的是一种态度的转变，一种临床态度的转变，乃至人生态度的转变。一旦发生了这种转变，就不是我治来访者的病。来访者为病所困惑，我来治病，把他的病治好，不是这样的。而是经由这样相遇的因缘，使得两个人相互成就。可是为什么在当代却以心理治疗或心理咨询的方式呈现呢？那就是这种方式的因缘了。当代的社会是一个工业化的社会，任何东西都是可计量的。这样一种共修关系，它的外因是一种咨询关系。

问：精神病理学的"理"和理想的"理"有关系吗？

答：我不知道。但是我想你之所以问这个问题，至少在你的内心这两个"理"是有关系的。而在今天你就意识到了它们可能存在着某种关系。至于它们具体存在什么样的关系呢？你也可以持续保持觉知。

问："空性"是不是指比昂的O？

答：如果你们中有跟比昂比较相应的人，你们就可能知道我的精神病理学八讲其实归根到底都在讲比昂，或者在讲我所理解的比昂。比昂有一个说法叫作容器，这个容器是像一个碗的东西，可是真正的容器是指空性本身。因为它没有任何边界，所以它能够容纳所有的现象。它不影响任何现象在机缘成熟的时候呈现自身，所以它就是最大的容器。当我在讲这一系列的课程的时候，我没有进行严格意义上的备课。我面前有张A4纸，我写了几行字上去。因为在一个合适的因缘里，这些本身已经存在的意义就可以借着我口而诉说自身。

不是我讲出了这些课，而是在某个时空，某个因缘条件下，某些声音被我们大家都听到了。这些声音是不是来自我个人的创造呢？不是。当我讲的时候，仿佛我的所有来访者，我读过的所有文献的作者，都在这个时空里进行复杂的交会，而最终呈现的东西就是这一场没有真实发生过的，但是在因缘层面上却早已发生的一场对话。

第五讲　因果与因缘

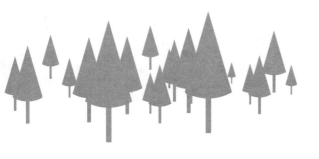
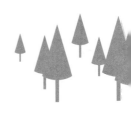

第六讲 情结与情节

——绕不开的俄狄浦斯情结

情结（complex）是精神分析中一个很资深的术语。这个术语不是从弗洛伊德那里开始的，它是由荣格率先使用，后来被弗洛伊德采用的。荣格是怎么发现情结的呢？这里头有一个故事，大家想了解的话可以去看电影《危险方法》。荣格主要是从实验心理学的角度，从自测联想延迟反应时的角度发现情结的。当我们谈情结的时候就是指主体内的一个情结。情结发生于我们主体内的世界。

当我们使用情节，指的是人际现象，人与人之间互动产生了什么样的情节。我们是通过人际、主体间的情节，推断出主体内存在的情结。实际上主体内的情结又是主体间的情节产生的前提。但是主体内的情结又是从哪里来的呢？可能还是从主体间互动得来的。所以情结与情节之间就有着鸡和蛋的关系。

理解俄狄浦斯情结

当我们谈到情结的时候，大家很容易联想出来的一个精神分析绕不过去的核心情结，叫作俄狄浦斯情结。俄狄浦斯情结源于希腊神话，精神分析里面还有几个情结也是来自希腊神话。比较有意思的是，这几个神话的主人翁都是斯字辈，比如说俄狄浦斯、西西弗斯、纳西西斯。其中最重要的就是俄狄浦斯情结了。俄狄浦斯情结、俄狄浦斯冲突、俄狄浦斯期，这几个词通常是放在一起使用的。它是古典精神分析的一个中心概念，可以说古典精神分析的诠释就是围绕着一个人的俄狄浦斯冲突的种种表现而进行的。

现在有这样一种对于俄狄浦斯情结的重新看待：俄狄浦斯情结究竟是作为一个阶段还是作为一个结构呢？如果它作为阶段，它就有俄狄浦斯前期和俄狄浦斯期。那么相比较俄狄浦斯前期的二元关系，俄狄浦斯期就是三元关系。如果俄狄浦斯情结是一个结构的话，无论这个主体是否进入俄狄浦斯期，俄狄浦斯式的三元结构是先在的。从这个角度来看俄狄浦斯冲突、俄狄浦斯情结又是一阶。

大家可以去看霍大同先生主编的《精神分析研究》，书中序言我听他在精神分析大会上讲过。当时我对他一阶、二阶的说法表示了异议。首先，时间上的后来不代表逻辑上的；其次，就像母婴之间的二元关系本身是由母亲、父亲、孩子之间的三元关系所规定的一样，俄狄浦斯这个结构规定了二元结构应该是怎样的，也就是说尽管孩子一开始更多地处于跟母亲的二元关系里，但是这个二元关系是被俄狄浦斯的三元关系所预先规划了的。三元关系规划了二元关系，所以在逻辑上而言，三元关系是一阶的。

理解这一部分内容对于我们理解现在中国的临床也是有帮助的。不同时期母子关系是不一样的，母婴关系是不一样的，这取决于不同时期父亲的角色是不一样的。在以前母亲就只有母亲这个角色，一个贤妻良母的角色，这是被三元关系规划好的。父亲在父亲的位置，母亲在母亲的位置，阳居阳位，阴居阴位。二元关系可能更多是倾向于亲密，但亲密发展到极端的话，可能就是黏着。这个时候就可能会出现很多卧冰求鲤、沉香救母这样的二元关系。现在母亲的位置不仅仅是由生理学的母亲来占据，有时候父亲也是比较紧密地抚养着。这个时候可能父母共同参与了母亲的角色活动中。随着父母各自角色的变化，事实上形成的二元结构也在发生变化。对古典精神分析而言，一个人对自己俄狄浦斯冲突的理解程度，对自己俄狄浦斯情结的修通程度标志着他在精神分析上的深度。换句话说如果一个人在精神分析当中根本就没有怎么触及他的俄狄浦斯冲突、俄狄浦斯情结，他可能仍然处在一个精神分析性的心理治疗阶段，还没有真正进入精神分析的阶段。当然把这个阶段分成分析前阶段和分析的正型阶段，是有一定意义的，但不是绝对的。

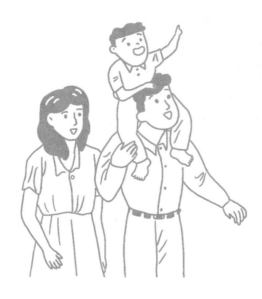

俄狄浦斯情结按照正面和负面的分为 positive oedipal complex 和 negative oedipal complex；它同时又按照正向和负向分成 oedipal complex和 counter oedipal complex。

我在这里先说 positive and negative oedipal complex。我们通常所说的男孩弑父娶母，就是 positive oedipal complex。但是如果对男孩而言，他想杀死母亲，同父亲永远在一起的话，就是 negative oedipal complex。一些理论家认为 positive and negative oedipal complex是共同存在的，无论是正常男性还是正常女性，是他们发展的一个阶段。甚至negative oedipal complex的发展在时间上还要优先一点。对女孩而言，她想跟父亲永远在一起，排除母亲或杀掉母亲的话，就是 positive oedipal complex。如果她

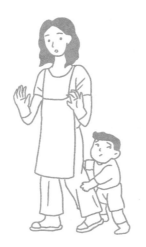
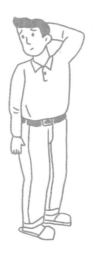

想把父亲排除出去，跟母亲永远待在一起的话，对这个女儿而言就是 negative oedipal complex。理解 positive and negative oedipal complex对于理解人的性心理，尤其是一些性异常心理，是有非常重要的帮助的。比如在某些情况下，对男孩而言，他想排除母亲跟父亲永远在一起，这就是一种同性恋的冲动。对女孩而言，情况是平行的。如果他固着在这个阶段的话，有可能发展成实际的同性恋。

通常而言，如果孩子想弑父娶母或弑母嫁父，这是正向的。反向是指父亲想杀死或阉割儿子在先，或者是母亲想杀死或阉割女儿在先。甚至有学者认为，正是由于父母的阉割或杀戮愿望在先，才引起了儿童的俄狄浦斯式的响应。我想这个对中国人而言，可能更容易理解吧，因为中国古代文化有一种杀婴的传统。比方说如果自己的母亲生病了，所需要的药引子里面有婴儿的心，他可以杀了自己的孩子烹制汤药给母亲服用。在古代这种例子可以被当作道德上的正面例子。古代的文化强调孝，强调父权，强调父子之间的关系就像君臣一样，是一种从属、所属的关系。这可能就是一种负向俄狄浦斯冲突的体现。这是有文化特异性的，西方也有，但是在中国文化里边，来自父母的阉割或杀戮更结构化一点。我们在理解某些临床案例的时候，能够明显地看到这是父亲对儿子的阉割在先，或者母亲对女儿的阉割在先。有时候我们看到一些来访者的母亲，她们自身没有什么女性的味道，也就谈不上多少母性的味道。但是当她们的女儿进入青春期之后，这个母亲就会变得非常敏感、暴躁。当女儿身上体现出任何女性化的特质，比方说打扮自己，喜欢一些男生，母亲可能就非常嫉妒，会专门限制她的花销或专门给她买一些不合身的衣服。正是由于父母方的先发制人，所以才有儿子或者女儿这样一种被动的继发的违抗性。这是一种负向的俄狄浦斯冲突的体现。

作为人类而言，我们有无法避免的、在各种文化中基本上一致的事实——我们每个人都生活在家庭当中。哪怕是某些局部的母系社会、走婚制，家庭当中尽管父亲不是常在的，但是也有类似父亲的角色。所以家庭里包含了父亲、母亲及孩子们，这是各个文化当中通用的一个家庭结构。人类生活在家庭当中，这个家庭是人的传统。无论你是否重视家庭这个传统，都没有办法否认至少在今天的人类社会，从纽约到南非，基本上都是以家庭为单位生活。小孩生长在家庭当中，肯定受到家庭的影响。他的心理组织就会被家庭所塑造，这是传统对个人心理的塑造。

中国人有没有俄狄浦斯情结？

有人提出中国事实上压根儿不存在西方式的俄狄浦斯冲突。有一个中国文学学者写了一篇文章发表在精神分析的刊物上，谈孝情结，在东方文化中孝情结远远比俄狄浦斯情结来得普遍。那么，对东方而言是多了一个情结还是替换了一个情结呢？就我个人在临床的观察，我认为东方人一样有俄狄浦斯冲突、俄狄浦斯情结。只不过这个俄狄浦斯冲突、俄狄浦斯情结是被独特的儒家孝文化修饰过的。

在弗洛伊德之后，可以说每个精神分析家想开宗立派，他都需要对俄狄浦斯情结、俄狄浦斯冲突再做一番新的诠释。克莱因认为俄狄浦斯冲突事实上是由一个分裂的机制所产生的。最初这种三角关系不是发生在父亲、母亲和婴儿之间，而是婴儿所体会到的坏妈妈及婴儿所体会的好妈妈之间。不是婴儿、也不是儿童面对父母的矛盾性（ambivalence），而是他面对坏母亲和好母亲意象的矛盾性。注意矛盾性这个词非常重要，它是亚伯拉罕所论述的，克莱因继承了这一点。科胡特对于俄狄浦斯冲突、俄狄浦斯情结也有自己的一番论述，把攻击性视为是继发的。在这里我要提醒各位的是，克莱因大大地发展了死本能的理论。但是在美国的三个大的流派——自我心理学、人际理论及自体心理学，他们基本不承认死本能的存在。见地上的差别和对攻击性的理解也是不一样的——科胡特认为攻击性是共情失败所引起的。没有原发的婴儿对于母亲或者父亲的攻击，跟性没什么关系，这些攻击性都是共情失败所引起的。拉康对俄狄浦斯冲突的理解是把它置于一个结构的层面，它先于父亲、母亲、婴儿。父亲执行父亲的功能，以父之名行使阉割作用。正是父亲的阉割才使得婴儿避免与母亲融合，才避免了婴儿的精神病。这一点跟温尼科特学派的观点是很不一样的。一个是由于分离迟迟不发生，一个恰恰是由于分离过早发生。至于孰是孰非，我想各种传统的存在都有自己传统存在的因缘。

我们在临床当中有时会看到一些假性的俄狄浦斯冲突，我们看到一些人的人格结构在边缘的层面，但是它们表面上像是形成了一种弑父娶母的结构。在这里提醒各位要看一看科恩伯格的理论，科恩伯格认为边缘性人格组织的一个特点就是它会发展出假性神经症、多向神经症。如果一个边缘性人格障碍患者同时又有抑郁症或强迫症的话，很有可能根本就不是一个神经症性结构，而是一个假装自己是神经症的结构。他所呈现的这种俄狄浦斯式的结构、这种现象是他努力想使自己的结构统整，你就会发现他受到的是一个俄狄浦斯式的气氛下所掩盖的早期创伤。这种病人发展出对分析师或咨询师的情欲化移情，不要把它误解为一个男性对一个女性的爱慕之情，实际上是一个婴儿对母亲的一种极其矛盾的情绪。

除了这种假性俄狄浦斯冲突，与之对应的还有一种假性人格障碍。一些人看起来是一个人格障碍，如有些自恋的现象、边缘的现象，也没有亲密关系，不进入亲密关系，不结婚，不生育。他这是什么问题呢？可能是由于他进入俄狄浦斯冲突中所体验到的正面或负面的俄狄浦斯冲突太过强烈，他无法忍受这种冲突，所以他退回到一个早期的阶段。看起来像是一个自恋或边缘的现象。

在临床当中我还发现另外一类现象，按理来说俄狄浦斯的三元关系的经典模型是发生在儿子、母亲、父亲之间。事实上，根据我们在临床上的观察，很多父亲都是不在场，是被排除在外的。而真正地形成男孩俄狄浦斯三元的，是母亲、母亲的父亲（也就是外公）和这个男孩所形成的。对这个母亲而言，外公，也就是母亲本身的父亲，才是最重要的那个男人。也正是由于她这一部分没有修通，所以她并没有在心理层面与另外一位男性连接起来。所以对她所生的儿子而言，他是处在儿子、母亲以及外公这样的一个三角关系。我觉得这一点对当代的临床实践而言也比较重要。

俄狄浦斯情结是古典精神分析学派的特征

俄狄浦斯冲突可以说是精神分析学派，区分于认知行为学派、存在人本主义学派、家庭治疗学派的一个鉴别性特征。很少有精神分析、精神动力学理论完全忽略俄狄浦斯冲突的。尽管俄狄浦斯冲突、俄狄浦斯情结的存在是广泛的，但是其他的流派并不是非常集中于这一点。只有精神分析，严格来说只有古典精神分析（Classical psychoanalysis）非常看重对俄狄浦斯冲突的识别，对俄狄浦斯情结的修通。一个人在他早期的精神分析性的心理治疗当中，可能主要处理的是缺陷的问题或依恋的问题。但他真正进入古典精神分析阶段的时候，他处理的往往就是俄狄浦斯冲突的问题。

除了弗洛伊德式的古典精神分析，荣格学派或分析心理学也非常看重情结。其实也正是他们一开始提出情结这个概念的。一个人的症状，可能是他被某个情结所攫取了。我们讲不通则痛，如果一个人被他无意识中的一个情结所占据，所攫取，那他的生命能量就不能够自由地流淌，这个人久而久之就会变得僵硬，变得空泛。情结处于阴影当中，自我是阴影的反面，自我有可能是最大的情结。我们前面说了一个人因为无法忍耐生命本质的不连续性，就会编织一个自我的幻影。自我的幻影无论睡多少次觉，醒来都感觉自己是昨天的那个自己，使自己获得时间上的连续性。但是为这个连续性本身，他的生命能量也被捆在了最大的情结——自我当中，被自我所束缚起来。当然这一部分，修通自我本身的情结，通常而言连精神分析或分析心理学都不会认真地对待它。因为再往上走一步就进入一种佛教式的修行阶段了。

我们讲心有千千结，我们的心其实就是由大大小小的情结所建构的。有多少个情结，我们就有多少心的现象。其中我们的自我是我们心理的中心，同时它也是我们最大的情结。各位可以参考"以我观病我有病，以病观我病有我，我复观病我是病，病里寻我病是我，观至病我不二时，既无病来亦无我"，可以结合这几句诗来体会。我们的传统为我们提供束缚自己的无数种可能，所以说我们的情结跟我们处于什么样的传统当中是有关的。传统为我们提供连续感、归属感、保障感的同时，也束缚我们。我以前提过一个传统与自在的问题。提了这个问题之后，专家群里有人就私下问我，你讲了这么多传统，为什么不多讲讲自在呢？我就微信回应道：哪里有什么真正的自在呢？！问题是有没有情结之外的心呢？如果我们的妄心系统都是由情结所编织，这个编织的结都打开之后，我们的心本来是什么样子？由于家是我们最大的传统，我们最大的情结——俄狄浦斯情结也就与家有关。我们的母亲情结、父亲情结，以及俄狄浦斯情结，所有的这些都是家庭情结。对中国人而言，甚至还有一个家族情结、家天下情结。

在这种与家相关的情结当中被束缚的话，这个人可能就会有一种出家情结。与之相对的就是归家情结。前边我已经提到过精神分析传统包含了出家和归家的两个部分，它并不像佛教一样是一个旗帜鲜明的出家的伦理学。在一个人的家庭情结、俄狄浦斯情结修通之后，这个人的心理能够与他的原生家庭脱离，从他的原生家庭当中走出来。从这个意义上来讲，这一部分是出家。当他完成出家之后，他才能够进入他另外一个部分，就是归家。家是最大的原型。

用四T四S理解"情节"

"情结"，是一个空间的隐喻，它像是一种结构，像是静止的琴键。"情节"，是指一个时间，它是琴键所弹奏出来的乐曲。这两个情结/节之间的关系，套用数学语言的话，其实是傅立叶分析的关系：第一个情结是频率分布，第二个情节是时域分布。

接下来这一段涉及好几个英文词：Time、Tradition、Tale、Theme、Space、Situation、Seat、Scenario。其中Time和Space对应，Tradition和Situation对应，Tale和Seat对应，Theme和Scenario对应。Scenario就是情节，但这个情节会在时间当中有一定的主

题，所以我把它与 Theme 相对应。

　　Tradition（传统）是时间性的，Tale（传说）也是时间性的，Theme（主题）是在时间当中不变的部分，所以这几个词都与Time（时间）相关，总共四个T。Space（空间），Situation（情况），也是空间性的。Seat是座位，Scenario是情节，总共四个S。其中每一个T都与一个S对应。利用这样一个公式用来理解情节。

| 时间Time——空间Space |
| 传统Tradition——情况Situation |
| 传说Tale——座位Seat |
| 主题Theme——情节Scenario |

　　我们的咨询其实就是一个情节又连着一个情节。这个咨询中的故事其实是由一连串的情节组成的。心理治疗当中有一些典型情节。如迟到、遗忘、沉默、哭泣、咆哮，这些可能都是一个心理治疗当中常常发生的。可能在认知行为主义的治疗当中不常发生，但是在动力性的治疗或存在主义的治疗当中这些都是有可能发生的。他迟到一次，这个就是心理咨询、心理治疗、精神分析过程当中的情节了。如果一个人总是迟到的话，他就有一个迟到的主题。我们把迟到的主题视为一种隐喻的话，这个情节对应着一个什么样的情结呢？情节就是情结时间维度上的展开，你在临床当中发现那些重复的情节，它其实都对应着来访者的一个情结。而来访者之所以有某种情结，是由于在他的成长经历当中

有一系列相通的重复的情节。他总是迟到的话，他有没有一个迟到情结呢？这位迟来大师别有用心的迟到所避免的是什么？我们就可以进行一个情结层面的思考。如果来访者总是哭泣，哭泣就是治疗的情节，情节反复发生的话哭泣就是一个主题。传说就是一个又一个主题连接起来，而传说当中每个人都有自己的座位（Seat）。有时候我们在督导某个咨询师汇报案例的时候，咨询师自发性地说我感觉到我跟他在一起的时候没有我的位置。可能就要问，你想要什么样的位置？这个来访者的生活里有什么样的位置？每个位置上坐着什么样的人？当我们把这些看清楚的时候，其实这些位置上坐的人，这些人之间发生典型的互动主题，构成了来访者的一个情结。

弗洛伊德论文《回忆、重复与修通》的修通是什么？修通的就是一个情结；重复的是什么？重复的是情节。对某个情节的不断回忆，这种回忆的过程当中，一些压抑的部分重新进入意识。用我的话来说，精神分析就是体验那些经历而未曾经验的存在。当我们不断地回到某个情节当中，情节里还有我们不懂的部分，不光是咨询师不懂，来访者也不懂。因为在这个情节里脱失了情绪和情感的部分。情节和情结，里面都有一个"情"字，谈到情这个字大家又会有一系列的联想——情绪、情感、移情。顺便说一下，transference这个词被通译成移情，但是国内的拉康学派更愿意把它直译成转移。你在转移这个词根里看不出有情绪的部分。我一开始也觉得翻译成转移比较好，但现在我觉得还是把它翻译成移情比较好。这个"情"不光是指情绪、情感，也可以跟情况、情节、情结相联系。当来访者发展出某种移情，他其实把作为咨询师或分析师的我们，邀请到他所熟悉的一个情节当中。他之所以有这个情节，是由于他内心存在着相应的情结。我们参与了情节，得到一个走进他内心情结的机会。当两个人坐在咨询室的时候，难道仅仅是两个人吗？事实上不是，咨询师、分析师和他的传统坐在一起。这个传统包含他本人家庭、家族的传统，也包含了他本人所受训的传统。理想情况下他通过他受训的传统，有效地暂时闲置了他的家庭传统对他的影响。

比方说他在他的家族当中是一个拯救者的位置，对他本人而言，他很有可能就在一种拯救情结当中。由于拯救情结的存在，就会使得他的生活当中重复地出现一系列与拯救相关的情节。他的受训传统、精神分析传统让他能够觉知到自己有这种拯救情结。所谓修通不是说去除了它，而是说它不再粘连于这个结上。这个结仍然存在，但是这个人已经不再被这个结所捆绑了。由于你修通了你的拯救者情结，所以你不再那么容易被来访者拯救。如果你只是由于自己不明的拯救情结而对来访者发起拯救的话，很有可能是一场悲剧。你会很快地感觉到挫败、耗竭、被利用，最后变得没有能量，一无是处，被来访者踩扁或扔掉。来访者带着他所有的情结进到咨询室里。当他一开口说话，情结里那些被捆绑、被束缚的主体都会被释放到分析空间里边来，慢慢展开。所以不只是两个人坐在那儿，空中编织着一张大网，两个人的情结在交会，交会的过程就体现在每一分钟、每一刻钟的情节变换当中。

有关这一点可以说是一言难尽，但是我要提醒各位的是，要注意观察那些重复的情节，这些情节可能相应于来访者内心的一个情结。同样这也是自我分析的一条途径，你看看自己经常处于什么样的情节当中。我没有办法讲来访者实际的例子，但是我可以换一种方法，比方说我们看一看武侠小说里边的典型情节，那些情节很能说明问题。

"侠"是俄狄浦斯情结的中国式解决之道

我国有一种武侠小说、武侠影视作品的传统，这样的传统其实也是群体心理的投射。武侠小说典型情节就是，某某年一个已经退隐江湖的家庭几乎惨遭灭门，只剩下一个人。剩下的人往往不是掉下山谷就是坠入深潭，被世外高人所营救。一个英雄的诞生首先是他要遭受灭门之灾；再者他还要遇到世外高人。这个世外高人传授他武功，以便多年之后他能够复仇。多年之后他踏上复仇之路，却意外喜欢上同路的一个异性。男的喜欢女的，女的喜欢男的。往往当他找到仇家的时候，却发现这个异性是仇家的女儿或儿子。这个时候就有极强的矛盾、冲突。这个英雄就要克服这种矛盾和冲突，最后相逢一笑泯恩仇。通常要做出牺牲，最终英雄要带着美人忘掉一切，重新走上流浪之路。这就是一个英雄的经历。这个英雄整个叙事情节其实与心理治疗也是相应的。多年前有个来访者发生一场灾难，他在灾难当中幸存下来。之后多年来他一直跟随一位世外高人分析师进行修炼，修炼的结果使得某一天他走上复仇之路。然而在他面对复仇对象的时候，发现复仇对象既是他所恨的对象也是他所爱的对象，在经历了一种仪式化的献祭行为之后，他象征性地完成了他的复仇之路，忘掉了他的创伤，从此之后他又归隐江湖。

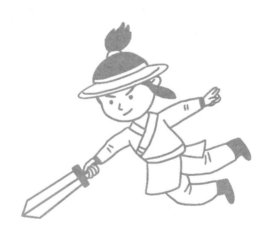

　　这种武侠片的典型情节相应一个侠的情结。侠，是墨家文化的遗留物。谈到中国文化的时候大家不要只想起儒释道，至少有儒释道墨法五家。其中法家通常跟儒家结合在一起。侠在我看来就是一种墨和道的结合，成为侠也是俄狄浦斯情结的一种解决之道。侠反抗权威，并不是杀掉权威，自己变成另外一个权威；而是他要完成自我放逐，他要走进江湖，行侠仗义。

这种自我放逐于江湖，又不同于做真正的道士或和尚的出家生活。在某些情况下他还会重新归家，或在象征层面还要效忠朝廷，所以我觉得侠是符合中国特色的俄狄浦斯冲突的一种解决方式。不同文化的影视作品就有各自典型情节，美国人通常塑造一个又一个超人或英雄，这是美国人的一个情结。我经常跟人开玩笑，过一段时间我就得花钱看一场美国大片，看美国大片的好处是总觉得这个世界还有救。大洋彼岸的美国总有那么几个肌肉男，要把人类从各种各样的威胁当中拯救出来。这些威胁就像比昂所说的奇异客体（bizarre object），要么是来自银河系外；要么是来自实验室的某种病毒；要么是复活的恐龙；要么是黑恶势力；要么是克隆人；要么是机器人……总之是各种各样的迫害型客体。通过与这种迫害型客体斗争，最终拯救全人类。我们也能够在这样一种反复的典型性的情节当中发现美国人的超人情结。

每一个中国的成语都是一种情节的浓缩，都在指代着一种情结。比如说我对神经症的四种分型：夸父追日型、叶公好龙型、刻舟求剑型、掩耳盗铃型。

课堂问与答

问：如何看待有人把课程录音传递出去，不守规则这种情结？

答：不守规则的人，可能会得益，可以成功避免惩罚。其实把录音传递出去未必获得多少真实的利益，但是有一种"你看我得到了东西，现在我可以把它给你，而上边不知道"的心态。

守规则为什么重要呢？因为守规则是对空间的保护。我们任何的行为发生在一个空间之内，可能就是合理的，溢出这个空间可能就是不合理的。套用我上次所讲的因缘和因果理论，如果你经常不守规则，传递一些东西到外面的话，这个时候你本身是传递者。这个行为所带来的后果是什么呢？是你的内心会担心：这样的事情也会发生在我身上。你会被别人这样的对待，所以内心就会有不安。我们把这个概念拓展一点，就像一个人总是施虐的话，施虐的行为制造了一种施受虐的客体关系，这个客体关系是被保存在自己的内心了。一旦他有了这样一个客体关系，就变成一个情结，本人也会被这个情结所限制。他觉得自己会被虐待。

问：一个女性可以结婚，但不愿意生孩子，可能是什么情结？

答：我们临床上见了很多，一个人可以进入关系，但是她不愿意做母亲。当然我们不是说一个女性只有做母亲才算是正常的，可能她的内心想做母亲但是有冲突做不了。这个冲突是增进理解的因缘。我自己观察的是：其实成为母亲就意味着自己在原来的亲密关系当中所占据的孩子的位置，可能就要受到自己孩子的威胁。本来女性可以继续做孩子，但是如果她做母亲的话就不能做孩子了。她可能会拒绝生孩子，不然这个孩子就占据了她享受孩子待遇的位置的方式。

再者，如果一个女性还是孩子的时候，受到自己母亲不好的对待，她也担心自己有孩子之后会这样对待他。如果这个情结没有修通的话，她可能也会潜在地担心：自己生了孩子以后，会不会未来某一天对自己有极强的恨呢？一想到这样的可能性，她也不敢生孩子了。这是我在临床上常见的两种。

问：神经症四种分型具体指什么？

答：夸父追日型，一个人总追求自己永远得不到的东西。他很清楚日是追不到的，但是他愿意自己的生命这样追下去。叶公好龙型，比如说一个人他很期待亲密关系，可是他每一段关系都不是亲密关系或可信赖关系，真正有可信赖的对象出现的时候，他就像叶公见了真龙一样，相反吓得屁滚尿流了。刻舟求剑型，是一种固着，他坚持要回到他误以为他的剑掉下去的地方，以为一定是能够重新找到剑的。事实上船在走，水在流，但他一直固执那个点。他以后所有生命坚守在那个点，希望奇迹般从那个记号的地方获得失去的东西。掩耳盗铃型，就是一种自欺，其实别人都知道怎么回事，他自己可能也知道怎么回事，但是他就宁愿把耳朵掩起来，不让自己感觉到。

问：如果已经观察到自己有情结，如何修通呢？

答：修通不是容易的事，但它又容易异常。修通不是在治疗过程当中开始的，也不是治疗结束后开始的。当你的内心想解脱，或者想修通那一刹那，你就已经修通了。只不过你的修通由于因缘的原因没有完全呈现出来罢了。就像你要登珠穆朗玛峰，我要先打的到机场，坐飞机到成都，从成都坐飞机到拉萨，从拉萨坐车到珠峰大本营，在珠峰大本营开始登山，最后终于登上珠峰了。当你登上珠峰那一刻，踩在最尖那块石头上，你会告诉自已终于站在珠峰上了。

可是真正的珠峰在哪里？就是你踩的那块石头吗？当你真正踩上石头那一刹那，你就会意识到从你在深圳想登珠峰那一刹那，你就已经在珠峰上了。珠峰在哪里？哪里都是珠峰。这不是我个人瞎编的一个情节。我原来的房东是一位女性，她曾经登过珠峰。他们上去的时候9个人，下山回来只剩下8个人。她告诉我这样的体验。在你想要修通情结那一刹那，你本人就已经站在珠峰上了，那一刹那你就已经修通了。这并不是意味着你接下来不要登珠峰，而是你内心有了方向一步一步登上去！注意观察如何修通。饭要一口一口吃，登珠峰要一步一步爬，对情结修通也是一样的。

问：既然自我是最核心的情结，如何对待自我？

答：自我虽然是最大的情结，但从本质上来说它和其他的情结一样，没有核心。就像洋葱一样，剥到最后是空的。自我本身也是因缘编制的产物，在一定的因缘下你的自我就这样形成了。在比较顺利的因缘下，你的自我形成也是比较稳固的，相反自我可能是没那么稳固的。

当你有了自我这个情结的时候，它难道不是某种奇迹吗？甚至是某种神迹吗？茫茫时空当中，茫茫宇宙当中，茫茫人海当中，茫茫众生当中，居然有一个你。你的所有感觉、所有体验，至少对你而言都是千真万确的。这一点有任何假的吗？没有的。所以你要珍惜这样一种因缘编制的结果，哪怕它是暂时的，你要照料好它。哪怕它本质是空的，可是就每一个瞬间的呈现而言，都是真的。

就像攀登珠峰一样，哪怕并没有海拔8000米以上的孤立存在的珠峰，但每一步都是珠峰，或者说珠峰最高的是你的核心情结，你要征服你的核心情结。周围的小山包就是你的非核心情结。你也可以通过对你的非核心情结——你家旁边小山包的攀登，完成一种修复情结的体验。或许有一天你能够修通最大的情结，但也不必苛求。要知道无论是情结的形成还是情结的修通，它们都是有因缘的。

问：每个咨询师都需要修通所有的情结吗？

答：这就像你在问我们每个人都要登珠峰吗。每个人都登珠峰的话，珠峰会被踩扁的。我们修通自己的一些核心情结是我们能干好这行的核心条件。大家不要忘了我所提供的修通的公式，重点是这个修通是现在进行时。当你的心朝向修通的时候，它就是修通的状态，当你的心背离修通的时候，你的心就重新被情结所捕获。

既然一个人在精神分析，哪怕是古典的精神分析，是持续再长时间的精神分析，他都不能够修通他所有的情结，我们为什么要做精神分析呢？我的一位很重要的老师丽雅·克莱因，她本人做精神分析有18年，我本人的分析师做精神分析有21年。可是这么多年一起工作下来，我发现他们也没有修通所有的情结。我们获得修通情结的体验，对我们而言，让我们有一种觉察情结而修通情结的体验，这个体验本身是珍贵的。这个体验对你那些未修通的情结而言是一种因缘。

在你的体系里修通了，引入了修通的体验，对于那些未修通的情结就是一种等无间缘。为了让修通的最终因缘具足，你也需要为它准备这些因缘具足的条件。你在做精神分析的时间或长或短，哪怕你从来就没有记住精神分析，只是听了我在这里讲了八堂课，但是这也是一个缘起，我希望是一个好的缘起，但是我不能保证。

问：人类的发展是不是由一个情结走向另外一个情结？想修通情结是不是也是一种情结呢？

答：的确是一个好问题。对于修通情结的执着有可能构成了另外一个情结。情结属于妄心系，对于妄心系比较好的解析请见《楞伽经》和《楞严经》。当然精神分析也是属于对妄心系进行解析的传统。精神分析为各种修行之路提供了一个无缝对接进行解析的传统，为各种修行之路都提供了一个无缝对接的中转站。精神分析本身不负责超越性的，各位，精神分析仍然要处理世俗生活，大家不要对精神分析寄予太高期望。要不然的话产生了一个精神分析情结，旧病未去，又添新病。

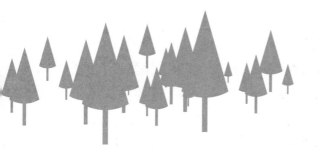

第七讲 编制与编织

——从传统里获得编制

编制与编织，它们来自日常语汇。如果你向一个外国人解释编制这件事情，你就得解释什么叫作出身，什么叫作成分，什么叫作政治面貌，什么叫作编制。

我在硕士毕业那一年去中德心理医院工作，探望我住在汉口的一位老亲戚。这个老亲戚问我："你的个人问题解决了没有？你的编制问题解决了没有？你的组织问题解决了没有？"这三个问题把我给听蒙了。

什么叫作个人问题、编制问题、组织问题？可能00后未必听得懂了。

精神疾病的编制

"编制"这个词尽管是带有一点中国特色的词，但是编制这种现象事实上是非常普遍的。每一个时代、每一种文化当中都存在着编制现象。比方说一种疾病，这个疾病下边又有各种疾病的亚型，事实上亚型的存在也是由于它们的编制不一样。以前在中德心理医院的住院部给精神病人做团体治疗的时候，有一次一下子好几个强迫症病人进来，其中一个强迫症病人就不屑于跟其他强迫症病人玩。理由是什么呢？"他们那些强迫症病人强迫的都是一些洗手、关门之类的，我跟他们不一样。"他的强迫是对于太空星系之类的强迫，所以他觉得自己不能跟他们划在同一个编制里，他的编制要高一点。

可以说，整个DSM（美国精神疾病的诊断手册）就是一个编制大全，它为异常的人提供一个编制："你是什么病？""我是分裂症。""你是什么病呢？""我是焦虑障碍。""你是焦虑障碍啊，你是焦虑障碍里的什么型？""我是焦虑障碍里的广泛焦虑障碍。""那我们不一样，我是强迫症。"你可以查一查DSM，看看你属于什么病。

说到这儿，最近有一件非常有意思的事情，一个来访者的孩子被好几个专家诊断成阿斯博格综合征，阿斯博格综合征属于孤独谱系障碍，孤独谱系障碍里头又分成一些小的编制，比如自闭症、多动症、抽动秽语综合征、阿斯博格综合征……其中就有阿斯博格综合征的编制。我觉得这个孩子看起来不太像一个真正的阿斯博格综合征患者，就建议孩子家长带孩子去见我的一位擅长给青少年做精神分析的同事。做了一段时间之后，修订后的DSM-V删除了阿斯博格诊断。这个编制没有了。大家一听会觉得这是一件好事，有一批人将不会获得病名化、物名化了。其实不是的，美国有些阿斯博格综合征患者家属好像要打官司，说这明明是个病，还能从保险公司那里获得一点帮助，你为什么突然就取消我孩子的这个编制了呢？我还要这个编制。这真有意思。在DSM-V签发之前，前一晚这个人还是一个阿斯博格综合征的病人，第二天这个手册一出来，这个人就不是这种病人了，甚至他变成正常人了。

还有干我们这行，可以没有别的编制，但是一定要"有病"。你干这行不知道自己"有病"，显然是没有入行。我听过一个笑话：一个学生打电话给霍大同老先生，说要考他的研究生，霍先生直接问你有什么病？这个学生一听愣了，说没病啊。霍老说没病你不用考了，就直接把电话挂了（不知真假）。可能对初入行的人而言，他有一段时间要千方百计给自己弄一个编制出来：哎呀，我得是什么样的病，我得找个分析师帮我看一看，给我一个编制，我得有一个病才行。我当时就有这么一个时期，我做了一趟SCL-90，没发现什么大病，又做了一遍MMPI，也没发现什么大病，然后就着急了。我好好研究了DSM配套的手册SCID、SCID-Ⅰ、SCID-Ⅱ，终于给自己弄了一个编制，叫作自恋型人格障碍，有了这个编制之后，心里就踏实多了。

很多人有很多套编制，我们看到过一些学员的简历，他系统地学习并掌握了精神分析、分析心理学、家庭治疗、认知行为治疗、存在人本主义治疗、灵气治疗、舞动治疗、NLP、催眠等十多套技术，拥有十多本证书。这个简历翻译成外语之后，外国老师一看就吓傻了，因为他们可能一辈子就在一个编制里，他们可能花了很大力气才终于在一个编制内待下来了，可能就懂个精神分析，或只会做个认知行为治疗，没有这么多套编制。

编制与传统有关

我们历史上有这么一个形象，他的编制是非常多的，这位神仙获得了儒释道三套编制。他是谁呢？他是我们国家的战神——

关羽，他的编制如果全都写下来的话，一张名片正反面印刷都不够的，估计得一张A4纸双面打印才可以。

儒家曾经给他这样的编制，叫作忠义、神武、灵佑、仁勇、显威、护国、保民、精诚、绥靖、翊赞、宣德、关圣、大帝。道教曾经给他的编制是三界伏魔大帝、神威、远镇、天尊、关圣、帝君。他也拥有佛教的编制，在汉传佛教中，他叫作伽蓝菩萨，在藏传佛教中他叫作智慧护法。同时他还是财神，是很多个江湖行当的祖师爷，比如剃头的、修脚的，祖师爷都追认到关羽那里去。香港的很多饭店里都供有关羽，面前通常放个大柚子；香港警察局也会拜关羽；黑帮也会拜关羽；市民也会拜关羽……

编制与传统相关，刚刚我们看到的是一个人如何从他的传统那里获得编制。编制是一个传统里有机的部分。自从DSM这个传统出现之后，它就提供了一个DSM的编制。很多病以前都没有，但是如果在某段时间诊断标准里有，由于提供了这样一个编制，很多人就能够被安插到这个编制里。不知道大家有没有注意到，CCMD（中国精神障碍分类及诊断标准）曾经是有过神经衰弱这个编制的，有段时间成千上万的人被诊断成神经衰弱。治疗神经衰弱的方法就是吃谷维素、维生素B_6，外加五味子糖浆。某段时间考前很多考生都获得了这套编制，然后都喝着差不多的药物。

编制与自我认同 ● ● ● ● · ↓↑ ↑↑ ↑ · · ● ●

　　编制除了与传统有关系之外，也与自我认同相关。编辑请我给一本书写序，写完序之后，我就直接写一个落款张沛超。我就觉得我仅仅是张沛超，但是编辑看了之后说不行，你名字前面得加个什么东西。他给我加了一个资深心理咨询师，加了这样一个编制。

　　可以说只要是个人他都处于各种各样的编制里。人跟人的不同就在于人跟人的编制是不一样的，出身身份、政治面貌都是广义编制的一部分。你的编制可能是副处，可能是正厅，这些都是你身份的一部分，都是你的Title。

　　正常人都是有编制感的。无论他有没有具体的编制，他可能是一个贫民，但他有编制感，有从属感。在这个编制里他待得舒服，没有冲突，这就是正常人。但说句老实话，只要在我们这行干得久，你的眼里就再也看不见正常人了。

　　那么什么是神经症呢？也就是神经症患者过分认同编制，以至于他在这个编制里失去了自由，感觉被限制了。他太执着于一个编制，失去了自由，失去了生命的灵动性。他就会感觉到有冲突，感觉到他不能够充分实现自我，他被限制在一个神经症的框框或者神经症的编制里去了。

　　我的一个来访者曾经很长一段时间没有跟我谈过性方面的事情。后来，我有意提了这一点，看看她是不是有一些这方面的禁忌。没想到这个来访者回答说："我怎么能跟一个男的谈这些呢？这不是不守妇道吗？"我听了之后觉得好震惊，"妇道"这个词原来只在电视里听过，没想到日常生活当中还有人仍然认同一个叫"妇道"的东西。你看这是不是也是一种编制呢？一个守妇道的人。

神经症的反面——精神病是怎么一回事呢？神经症患者跟正常人一样可以聚类，我不是指他们的症状可以被聚类，而是说他们的主观世界可以被聚类。但是哪怕他们在症状上可以被归类——比方说一些人以阳性症状为主，一些人以阴性症状为主；一些人是钟情妄想，一些人则是被害妄想——实际上他们各自在各自的世界里，已经脱离了外在的编制，不受编制控制了。有一些精神分裂症患者甚至会自创编制，比如他认为自己是某个高丽贵族的后代、某领导的秘书、某个星球派来的使者，怀有特殊的目的……他们自己会在自己的世界里创造出编制。

大家可能忍不住要问，边缘是怎么个情况呢？边缘是比较有意思的。它有些时候想当神经症，有些时候想当精神病。它一直拿着自己的档案在神经症的编制跟精神病的编制之间徘徊，但两边都不靠，这就是边缘了。

当神经症有什么好处？当神经症看起来有比较好的社会功能，获得他人的认可，但是神经症必须忍耐自己内心的冲突、内疚、压抑，以牺牲快乐为代价，所以神经症这个编制里它干不下去。那精神病那边有什么样的好处和坏处呢？精神病的好处就在于它脱离编制了，坏处是陷入一种极强的孤独和混乱感里，神经症和精神病这两个编制都有利弊。边缘可能一辈子都想不明白，不愿意做出决定，所以有些时候像个神经症，有些时候像个精神病。

每个人都需要一个安身立命的编制。不光是我们需要为自己寻找一个编制，如果我们有一些病的话，我们也很期待这个病是有编制的，哪怕你有一个躯体的疾病，你也会很期待这个疾病得到确诊。确诊就是为这个病获得一个编制，哪怕最终你知道这个病是一个绝症，但起码你也算是病得明白。

我们这个社会除了宏大叙事之外也有小众叙事，如DSM、CCMD、ICD这样一种大的诊断手册，它们就属于宏大叙事，它们可以被称为国家编制、公办。一旦获得这些编制的话，是能够在相当大的社会区域内获得认可的。比方说现在就有人专门去办一个抑郁症的编制，然后就可以提前办内退了，你看这个编制好厉害。

当今的社会是一个网络社会，也提供了虚拟世界。在网络上的好处是，人可以跨越时间、空间跟另外一个有类似体验的人建立关系，他们可以在这种关系的基础之上吸收新人，可以发展出编制，比如喜欢玩《DotA》的人。随着网络的传播，一些民间的病名也逐渐有一点编制的意味。比方说拖延症，大家翻翻诊断手册，在国家编制里没有拖延症这个编制，但是很多人现在都纷纷表示自己有这个编制，自己有拖延症，我有拖延症我光荣；还有一系列"癌症"，如妈宝癌、懒癌、剁手癌，乃至直男癌，一系列"癌症"也都获得了民办的编制。我们一旦发现自己的某些现

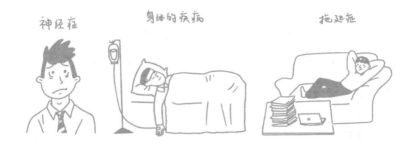

神经症　　　　　身体的疾病　　　　　拖延症

象能够被编织到一个编制里，就获得了一种认同感。如果一个人
感觉到自己的生活不对劲，这个不对劲可以体现为一些情绪方面
或自尊方面的障碍，以及一些人际关系的，尤其是亲密关系的障
碍，那他就想为自己寻找一个编制。他从心理咨询师、心理治疗
师那里寻找，因为他知道一旦挂了这个心理治疗师、心理咨询师
的牌子，说明他们见过这种人，他们对这些人有所理解，他们能
够赋予他这种不适感意义，其实这在象征层面上就是获得一个编
制。我们同行多数有被自己的来访者追问"我这究竟是什么病"
的体验。

　　每一个人都是不一样的，每一个人都是特殊的，每一个人都
不同于另外一个人，每个人都有自己独特的编制，每个人都在编
织着他的人生。

心理学流派编制由理论家和来访者共同编织

很多人为了理解心理痛苦，进了心理系，结果发现天天在跟统计软件打交道，他感觉统计软件不能够为他提供意义，不能为他提供编制。其实，整个心理学本来就有两套编制：一套编制叫作冯特、高尔敦编制；另外一套叫作布伦塔诺、狄尔泰编制。在此我没有办法充分展开，但至少要告诉各位，心理学并不仅仅是指今天心理系的心理学。心理系的心理学主要是冯特、高尔敦的后代。而我们做心理治疗、心理咨询、心理分析，这些主要是布伦塔诺、狄尔泰的编制。布伦塔诺和狄尔泰的编制特点在于，他们是贴近经验的（experience near）。一个人具有什么样的妄想，判定他妄想，他的妄想发生的时候，脑区有什么样的活动，这是冯特、高尔敦编制的事情。这个妄想的内容和意义，那就是布伦塔诺、狄尔泰编制的事情。

大家也许问，我们心理治疗有那么多流派，有那么多编制，你刚刚说的那两个编制跟这些是什么关系呢？如果你们是属于精神分析、心理动力学派，或者属于存在主义、人本主义学派以及其子流派的，在广义上都属于布伦塔诺、狄尔泰编制。因为弗洛伊德也在这个编制里头，弗洛伊德是布伦塔诺的学生。

整个精神分析思想史随着每个人、每个理论家本身人格不一样，而理论家由于跟他的来访者群体的共业，他们所共同编织出来的理论也是不一样的。这里有一个编制与编织的关系，编制是被编织出来的。弗洛伊德由于他本人的情结，观察到有类似情结的人，所以他就形成了他的理论。荣格就跟他的来访者们共同编织了荣格派的编制。拉康也是跟他的来访者一起完成了拉康派的编制。你选择哪一个理论家、哪一派的治疗师、哪一套编制不是随机的，你在找编制的时候这个编制也在找你。

弗洛伊德学派后来也发展出客体关系、自我心理学、自体心理学等一些不同的编制，不过在我看来，只有亚伯拉罕系精神分析和费伦齐系精神分析这两套大的编制。

尽管存在大的编制，但是在一个咨询室、一个分析室内，发生的事情不只是单方面的，不仅仅是分析师把来访者放到自己的编制里。当然某些情况下是如此，你找一个荣格派的治疗师就容易做荣格派的梦，你找弗洛伊德学派的分析师就不由自主地做弗洛伊德式的梦。

大家有没有想过弗洛伊德式、荣格式的编制从哪里来？他们从弗洛伊德本人的病、情结，或从荣格本身的病中来的。这些病除了来自弗洛伊德或荣格自身，也来自他们在跟来访者、病人互动时所承担的他人的病，经由转移作用而发生。因此，一个学派的理论或一个心理治疗的编制，本身是来访者和治疗师共同编织的结果。这个编织发生于一定的传统内，不是说两个人想怎么编织就怎么编织。在这个传统内他们有所交叉，形成了一个独一无二的编制。两个人在互动的时候，除分析师、治疗师之外，还有分析师和治疗师共同编织的编制。

拿奥格登的分析中的"三体"（The Analytic Third）这个理

论跟我刚刚的说法做对照。我跟他不一样的地方是，我认为除 The Analytic Third之外，还有一个The Analytic Fourth，分析中的四体。两个人难道是在真空当中形成他的分析当中的三体的吗？不是。这个分析当中能形成什么样的三体，取决于这个治疗师和来访者所共同处于的传统。这个传统就是分析中的四体。如果我们觉得某个人的理论比较顺耳，比较相应，比方说你读的弗洛伊德、科胡特、克莱因、罗杰斯、拉康的理论比较相应的话，你很有可能也病着他们的病。直到今天，你仍然生活在他们的症状里。由于这种症状上的认同，你完成了一个学派的编制。问题就来了，如果你限定自己为克莱因学派或者拉康学派，你这一辈子将会保持跟你的祖师的病法一样。

说到这儿我们要回到解析的本质。解析是一个动力学派，非常重要的技术，各个学派的解析风格、解析时机、解析方式是不

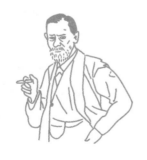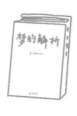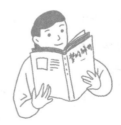

一样的。解析的本质是编织。一个人能够随心所欲地编织吗？据说以前老一辈的分析家在听病人在躺椅上自由联想的时候，都有打毛衣的习惯，一边打毛衣一边听。毛线之所以能打成毛衣是由于遵循着某种针法，把一根线变成一件衣服，这衣服上面有特定的花纹、图案，是由于你遵循了一种织法。在临床当中来访者的自由联想，就像是他不断地抽丝剥茧，抽出一根毛线出来，我们把它编织成一件衣服出来还给来访者。

我们这个编织也是延续着一种针法。比方说，你要让我看一段逐字稿，最好这段逐字稿足够长，还包含了解析的部分。那我很有可能就能猜出来，这个分析师他是古典学派的还是自体学派的，他是克莱因学派的还是独立学派的，他是自我学派的还是关系学派的。因为不同学派毛衣的织法是不一样的。

这个比喻本身也就说明了，这些不同的针法之间没有原则上的优劣性。如果你想要一件毛衣来保暖的话，不管怎样，这个毛衣是已经给你编织成了，你现在可以带走了，你获得了一个意义，你可以把这个意义穿在身上作为你的意义防御了。

我们在精神分析的初期可能有类似的解析，不是说我们直接告诉来访者你是一个什么样的病人，只是说这类解析本质上属于此种解析。过一段时间，我们的解析可能变成你是一个受害者，你受到了什么样的害，你受到了谁的害。再过段时间，我们又有新的编织，这个时候来访者逐渐地看到施虐受虐过程当中一些积极因素；可以看到自己家庭当中一些隐含在创伤背后的正能量；可以看到人格当中那些积极的健康的部分。这个时候我们给

他的一个新的编织就是，你是一个拯救者，你是如何通过一系列
症状得以存活下来，不仅如此，你还想拯救你的家人。再过一段
时间，我们的编织可能就变成了：你是一个想成为自己的人。没
错，这套编制适合所有人，大家都很乐意听。我们的解析就像是
一个打毛衣的过程，在打毛衣的不同阶段，我们的针法也是不一
样的。在使用某种针法的时候，这背后就有一个编制，也就是有
一个理论的框架。我按照什么样的理论来进行解析，我通过编织
把来访者此段体验放到一个什么样的编制里头去。事实上你当下
进行的每一次编织，对来访者整体的人生体验而言，都是在发挥
着作用的。你打的每一针都使得你手中的毛衣变得与以往不同。

　　这种现象在精神分析里头有一个核心的、非常早期的术语，
叫作Nachträglichtkeit，这是一个德语词，很难被翻译，但是通过
我刚刚的比喻，大家可能会有所理解。你眼下编织的每一针其实
都对前边产生着一种反方向的作用。来访者早期的创伤被你后来
不断地分析，过程当中才逐渐被编织为创伤，而此前来访者不知
道它们是创伤，也不能够感到它们是创伤。正是由于他跟你在一
起谈论这个创伤，在谈论当中，他体验这个创伤，这个体验恰恰
使得以前那些貌似是中性的事件变成了创伤。大家有没有发现一
个人刚来做精神分析的时候好像觉得没什么病，不看没病，越看
越有病，最后看来看去都是病。应了我前面说的那一句话——以
我观病，我有病——正是由于你观病所以你有病。在每时每刻进
行的编织里你是一个病人，这些将他以前所有的体验编织到一个
病人的叙述里。在这个病人当下的编织里头，他此前这些体验就

被编织为一个病人的体验。当眼下的编织，你是一个受害者的时候，这一针将使得前边这些体验围绕着你是如何受害的这个主题来编；当眼下的编织，你是一个拯救者的时候，就使得来访者把前边所有体验又被组织为一个拯救者的体验；同样地，当我们编织来访者当下体验为成为自己，那来访者就会把自己以往的体验都看作是种种的朝向自我实现的现象。编织不是只发生在一小片时空内，也不只是发生在两个主体之间的，事实上它是一个复杂的、因缘的过程。

在临床当中，如果你足够狡猾的话，通常都会使用来访者A的叙述，借用他对自己的某些编织解析来访者B的体验。一个来访者说：哎呀，我觉得那些年我简直就像在一个黑洞里头啊。这个来访者自己把以前那些经历编织到一个黑洞的隐喻里。可能过了一阵子我们听到另外一个来访者谈他以前的体验，听到这些体验的时候，我们不禁想到了黑洞这个词，于是我们这边进行编织：你以前这些体验简直就像是在黑洞里头啊。来访者听了很感动，说：对对对，我就是在一个黑洞里头，你怎么说得这么好呢？其实这不是我们说的，这个编织是来访者A提供的。在那个时候，由于我无欲无忆，它就进出来了。接下来我把黑洞这个隐喻用到来访者C、D、E、F、G……终于有一天我发现了一个现象，提出了一个理论叫作黑洞理论。我把这个黑洞理论写成论文，发表，四处宣讲，我就像提供了一个编制一般。可能一些人读了这篇文章，说哎呀，张老师，你说那个黑洞那回事，我听了太有感觉了，我来跟你说说我的黑洞吧。他不就是主动地来寻找

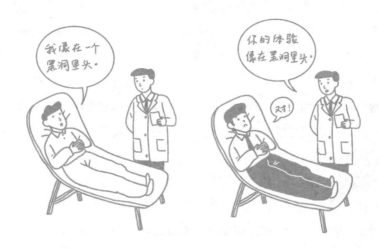

这样一个编制吗？我们这个编织不是盲目的，不是任意的，但可能是即兴的，却不是无中生有的。我有很多临床上的解析或者编织本身就来自来访者本人的编织。比方说黑洞与黑关——在黑洞里闭黑关；比方说伏魔与伏藏——原来我以为那些体验是一个魔鬼，后来我发现它是一个宝藏；比方说指控与指望——原来我觉得他们都是在指控我，后来我发现他们是指望我。黑洞、黑关、伏魔、伏藏、指控、指望，这些都是我从临床当中听来的。

当你听到越来越多这些体验，它们共同编织成为一种现象的时候，你可能不禁要问："天啊，难道这些编织都是先于我们而存在的吗？难道存在着一个不在我们意识之内的编织世界吗？"我禁不住想到一个古印度的比喻：我们大家都生活在梵天的梦里。

有一次，一个来访者说："我想知道，我那个冰山的下面究竟是什么？冰山的尖端下面究竟是什么？"显然这个来访者知道弗洛伊德的冰山比喻，我在当时就脱口而出：那冰山的尖端下边不只是海水，冰山的下边连着其他冰山的下边。

我在学校里头先后学了生物学、心理学和哲学三个学科，获得了三本证书，学历证、学位证加起来六本。按理来说我可以混编制的，不过我发现生命的意义不在今天的生物学里，心灵的意义不在今天的学院心理学里，智慧的意义不在今天的学院哲学里。这三个学科里我都找不到编制，所以我只好自己出来单干。

🌲🌲 课堂问与答 🌲🌲

问：咨询师的编织是一种控制吗？编织是发生在来访者之前还是之后？

答：这个问题值得我们每一个打毛衣的人保持警惕。你尽量不要把你的编织弄成一种控制，尽量不要在来访者来之前就已经把牢笼编好了。

如我刚刚所说，这个编织本质上是一个非常复杂而动态的缘起的过程。在理想情况下，不是你去编织也不是来访者去编织，而是在某个时刻你和来访者共同到达一个编织的节点。

这就像是当来访者没有准备而自由联想的时候，他联想到了黑洞这个意象。同时当分析师也没有准备的时候，分析师也遭遇了黑洞这个意象。

有的时候来访者可能早十几秒意识到这个意象，有的时候可能分析师早十几秒意识到这个意象，他们俩究竟谁先说出来的话，不是最重要的，重要的是他们共同抵达到某处，或者说他们在某处相遇。

与此相反，蹩脚的治疗就是蹩脚的编制。咨询师的编织成为一种控制，不管你材料是什么，他已经制作好了一个编制，你不跳也得跳，你就是这个病，你得这个病就是这么回事，你甭管说什么，你就是这个病了。这就是你说的编织是控制，发生在来访者之前，这个当然是我们要回避的，我们要反对的。这个不是真正的精神分析，而是把来访者强行纳入某一套莫须有的编制里。仿佛你要想加入我派你必须接受我派的行话，这是一种传销的甚至是一种黑帮的做法。

问：各个流派听着都顺耳，都挺相应，是不是病着所有人的病或者是太正常了呢？

答：对，一个正常的人是什么呢？他内心什么病都有，但每一种病都不能够禁锢他。通常而言，一个比较完善的分析，有助于让一个分析师的内心，让一个被分析的人体验到自己事实上什么病都有。不是这个来访者的病跟自己一样，那个来访者的病跟自己不一样，不，都一样，所有的节点都存在。

就像是白光里的七色光芒一样，其实它们都可能存在，可能你喜欢绿，他喜欢紫，但它们都是内在于白光里的。

很高兴听到你对各个学派其实还都比较相应。如果其中有一个学派你听了之后简直叫绝，恨不得今天晚上就皈依，那我觉得多少有点不对劲。

问：怎么看待只研究一种织法?

答：只研究一种织法会太死板。有些时候的确是这样，有些时候你看克莱因学派的人的做派跟一个邪教似的，不只是死板，已经成了偏执，还有些特别拉康原教旨主义的，也像是邪教一样。

如果弗洛伊德抽雪茄，为了保持跟祖师爷的认同，我也得抽雪茄。如果他得鼻咽癌死了我巴不得也得鼻咽癌死，这不是方方面面都要病得跟祖师爷一样，以便保持编制吗？这本身不就是个问题吗？这本身不就是个很重的症状吗？

当然如果你对所有的织法都喜欢，都要学的话，又容易混乱，因为各个流派背后的这些哲学是不一样的。你如果要爬山的话，你不大可能先在南门转15分钟，到北门转15分钟，再到东门转5分钟，又到西门转10分钟，到头来你忙活一天，一步也没往山上走。

如果你发现某个流派比较吸引你的话，代表你与这个流派比较相应，你愿意暂时地获得这个流派的编制，你愿意从这个山门上山，这没有问题，但是重点是你要上山，你要有所修通。

从这个角度来说，每一条路理论上都能上山，每个流派都有它促进人修通的部分。但是你如果要爬到山顶的话，就不要太计较只有哪条路才是登山之途了。

我本人毕业之后，首先到了精神分析的大本营里头，如果我一开始去的不是精神分析的大本营的话，那可能我今天讲的这个理论又不太一样。

重点在于你是通过这种编织最后获得了你的毛衣，你通过某一山门进去之后到了山顶；如果你发现自己仍然执着于某一个流派，只能说明你登上的海拔还不够高。

就我本人而言，别的不敢讲，精神分析里头重要的编制还是有一点的，但是我最为熟悉的是弗洛伊德、亚伯拉罕、克莱因、比昂这一套编制。

问：如果是共同编织的话，分析师和来访者谁先动手呢？

答：使用我那个比喻的话，好像存在着一个谁先动手的问题，或者谁主要动手。事实上不是这样的，如我前边所说，某个编织其实已经存在，它在等待两个人在某处的相遇，重点不是谁早一步到这里，重要的是，你也在这里，我们相遇在这里。

但是你问的这个问题又有道理。通常而言，精神分析的前半程，分析师动手比较早、比较主动一些，因为至少前几次是以听为主，不是以解析为主的。所以一开始是谁也不编织，先等这一大堆毛线给纺出来，先纺再织。边听边编织是一个分析中段的事情。

到了分析的后段，来访者本人也已经很擅长编织了，很多时候都不是分析师去编织的，而是来访者自己编织，然后呈现给两个人看的。

问：有理论基础和个人体验有利于编织吗？

答：这很难说。一些来访者读过理论，这个理论反倒成为他的障碍。也有一些来访者读了理论，这个理论变成他的一种促进。我们不知道一个人的理论学习或阅读行为在他身上会发生什么作用，因为这也是一个比较复杂的缘起过程。

理论有可能被某些人作为防御，又被另外一些人作为修通的途径。

问：前面讲了一个人学了十几个流派，惊着外国人的例子。接下来又说只效仿一个祖师爷的话也不对，怎么办才好呢？

答：我打一个比喻，第一个阶段，你应该像蜜蜂一样，蜜蜂要采百花之所长酿为蜜。在这个阶段对不同流派我们要像采花蜜一样，单个并不吸收太多，但我们要获得一个全局的视野。

在第二个阶段，我们应该像受伤的小鹿一样，要找一个僻静的地方，耐心地舔舐自己的伤口，这个阶段不是来回跑的阶段。在这个阶段我们选择了一条路，沿着这一条路进行编织。

第三个阶段，你应该像一头雄狮一样，在草原上奔跑，无所畏惧。

吴和鸣老师提过"丫鬟与小姐"的隐喻，丫鬟总是觉得自己是丫鬟，但是小姐跟丫鬟不同的地方在于，小姐不经常觉得自己是小姐。套用那个比喻的话，一头雄狮它可能也不经常觉得自己是头雄狮，它本身就是一头雄狮，不需要向任何人证明它是雄狮。所以你不用待在一个编制里头。

总之是一个分阶段的过程，蜜蜂的阶段、受伤的小鹿的阶段和雄狮的阶段。

问：既然当下就是双方共业和因缘的呈现，为什么还要做个人体验呢？

答：对啊！你为什么要做个人体验呢？你为什么就这么想做个人体验呢？日常生活当中，既然所有人的相遇都是共业的呈现，都是因缘的展现，那为什么你要花钱做体验呢？

这说明你在咨询室外头没有办法获得编制，你跟他人的这部分共业没有办法为你获得一种编织和编制。正是因为你寻找不到，所以你才会到这里来。因为你知道这里就是要研究，就是一些人的集散地，因为你知道自己不是传说中的大多数人，所以自然地就受这一个编制的吸引了。

心理治疗不是宗教，它没有宗教的编制，但是它有一部分宗教的属性。心理治疗理论上来说是不传教的。我们不会在大街上拉一个人来做心理治疗。

来做心理治疗，无论他有没有想清楚他为什么要来，还是他想了一个来的理由，这些都不重要，重要的是这个相遇本身是一个缘起。

为了完成一段编织，为了获得一个编制，获得这个编制是为了最后可以自由于编制。直到有一天你像一头雄狮一样，在这草原之上，在这山涧之间无所畏惧。

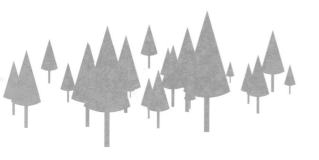

第八讲 事故与故事

——故事就是一连串的事故

拥抱内在的力量

事故与故事这对范畴，是最先被确立下来的。而之前的这七对范畴——传统、自在，时间、空间，语言、身体，因果、因缘，主体、客体，编制、编织，情节、情结——它们都是为了说明事故与故事这对范畴的。

直到现在我还能记得，在武汉的一个下午，我在跟吴和鸣老师的对话当中突然想到了事故与故事这对范畴。当时就非常兴奋，觉得这是一个理解病理学的关键。那么什么是事故，什么是故事，以及事故怎么变成故事，为了说明它们，才逐渐有了前边这七对范畴。

故事包含主体和时空 ● ● ● · · ↓↑↑↑↓ ↓ · · ● ●

事故跟故事在汉语当中显得非常对称、优美，当我们讲"故"的时候，这个"故"一方面代表过去，故人；另一方面，它也代表因果、因故，因什么之故。所以这个"故"本身就包含了一个过去的时间性，还有因果性。

"事"，事件、事情，为了讲一个事件、事情，我们都得讲时间和空间。就像我们中学时代写作文一样，我们要写一篇叙事文，就要解决一个时间、地点、人物、事件的问题。

"事""故"这两个字，如果事在先，故在后，就是事故。突然发生了一件事，我们不知道它有什么样的原因，不知道它有什么样的过往，那它就是事故。如果是先有故后有事，那我们就得到一个比较连贯的体验，这就是故事。我们大家都喜欢听故事，而讨厌事故。尽管我们知道，所有的事故本身也都是有事故的原因，有着事故的缘起的。

记得以前吴和鸣老师在团体督导上曾经有过这样一番话，这次督导其实就是三个故事。

第一个是症状的故事。这个症状是什么时候出现在来访者的生活里的？这个症状如何在这个人的生活里发展壮大的？这个症状如何影响来访者的生活的？它有没有一些变化的规律？这些都是指症状的故事。

第二个是当事人的故事。当事人是哪一年出生的？他诞生于一个怎样的家庭呢？从小到大他有哪些关键性的事件？他什么时候与这个症状遭遇？在见治疗师之前他都见过哪些人？这些都是当事人的故事，来访者的故事。

第三个故事发生在治疗空间，也就是治疗室内的两个主体间的故事，即来访者和治疗师之间的故事。我们就是要通过第三个故事，也就是通过来访者与治疗师之间的故事来理解第二个故事，也就是当事人的故事。通过对当事人故事的理解，完成对症状故事的理解，症状找上某一个人不是没有原因的，我们通过对这个人故事的理解，就能够完成对这个症状的故事的理解。

我听完了之后就问：那是不是要通过督导现场第四个故事来理解第三个故事呢？吴老师的答案是肯定的。

大家看看，故事中还有故事，故事之外还有故事，一层层的故事就构建了我们故事的世界，这个故事的世界也就是人的世界。如果一个人只是一个肉身化的人，没有语言、没有故事的话，他只是一样东西。如果一个人被扔在一个荒岛上，哪怕他还记得语言，但是他没有办法与人交流，没有办法跟人讲他的故事，那事实上这个人存在与否，也是像薛定谔的猫一样，是无所谓的。

一个故事能够流传下来，说明它本身就是一个主体间的，必须发生在人的世界里。因此，每一次讲座，尽管我没有面对各位，但仍然由于各位在听，由于这场缘起，我的这番话才能够说得出来。

事故是内在时间的断裂

我们接下来说一说事故。

我们每天在网上都能看到大量的事故，尽管微信平台上、微信新闻上推送的内容五花八门，但是我们倾向于记住那些事故。比方说发生了重大交通事故、重大的刑事案件，这并不是由于我们是抑郁的人或悲观的人，而是进化使然，我们倾向于记住这些事故，以便对事故有所准备，这有助于我们自身免于或远离事故。

从大的方面来讲，我们的出生是一场事故，这可能对父母而言不是事故，但是也可能是事故。对我们这个被降生的人而言，就像是突然被抛在这个世界一样，虽然不知道以前是怎样的，但是突然就被扔在一个乱七八糟、似乎充满危险的世界。这就是事故。

我们的死也是一场事故，通常情况下，我们没有办法决定我们什么时候死，我们怎样死。这是不可控的，所以这也是一个事故。那么夹在两个事故之间的人生还有没有意义呢？答案是肯定的。人从虚无中出来，最后又回到虚无当中，他并不是一个零，相反他的存在是有痕迹的，是有路径的，他在这个世界留下了他的故事。他的故事其实就是他的主体真正的承载者。一个人的故事如果还在流传，那这个人的主体事实上并没有消失，正因为这样，长生不老的愿望就变成了使自己故事永久流传的愿望。我们今天仍然听着一堆历史人物的故事，从中学习、认同，他们以这样的方式附体在我们身上，完成了一代又一代的传递。故事本身也是传统的一种形式。

与故事相对的是事故。为了说明事故，我们有了很多对范畴，用来区分事故和故事。比方说对事故而言，它的内在时间体验是断裂的、破碎的，发生了一些很大的创伤。发生很大创伤的那个当下，我们就从一个连续的时间体验当中被抛出来了，仿佛那个时刻整个世界都凝固了。通常这种情况下，我们有一种记忆叫作闪光灯记忆，就是唰的一下，所有东西都被拍下来了。闪光灯记忆是不需要刻意去记的，你能够记住所有的东西。通常在影视作品的表现手法中，大家能够看到一个人张大嘴巴，摄像机围着他转一两圈。这个人呆住了，呆住也就意味着时间感断裂了、破碎了。当这个时间断裂之后，根据我们的体验，时间跟空间是

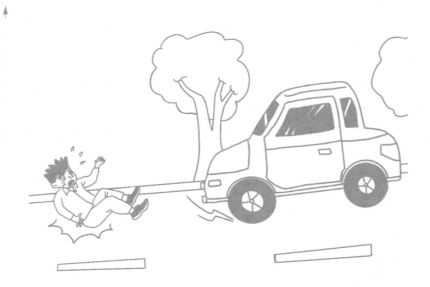

交织在一起的，伴随着时间的断裂，空间也扭曲或者坍缩了，我们像是被打入一个黑洞当中或者处于一个黑洞的边缘。

时间和空间都被用来描述体验的维度。体验就是体验本身，为了描述体验，我们用一些维度来规范它，使它成为可说的。当人陷于事故的当下，由于时间感和空间感都紊乱了，所以事故偏离我们日常可描述的体验，那一刻我们的语言也丧失了，我们说不出话来，没有办法表达。

也许这个人以后不断地重复描述他的创伤场景，就像祥林嫂不断地描述她的阿毛是如何被狼叼走吃了的事情。这种语言并不是为了与人交流，更像是一种强迫性的重复，它是一种异化的语言。由于语言是我们主体的载体，那么伴随着语言的丧失，我们的主体在这一刻也偏离它正常的轨道，甚至在极端情况下就崩掉了。我们感觉自己失去了连续性，变得不像过去的自己，自己认不出自己，同时自己又认不出外在的世界。我们也被我们所熟悉的传统抛弃了，失去了连续性。就像是一些家庭失去了独生的孩子，从他们失去独生孩子的时候，他们也就被作为"一个孩子的父母"这种传统给抛出去了，他们没有办法再像以前一样同其他的家长一起聊天、一起接孩子上下学了，他们就被过去的这个传统恶狠狠地抛弃，失去了连续性。而在这样的情况下，事故当事人往往迫切地寻找一个原因：为什么会这样？为什么发生在我身上？他都在不断地追求一个因果。当他没有丧失的时候，他并没有意识到万物皆有因果；当他丧失之后，他偏执地认为这件事情必定有一个原因：一定是由于自己的某一个失误。他陷入了一个病理性的归因。

我们拿这一系列相对的范畴，可以有效地把事故和故事区分开来，这一系列的范畴就像维度一样，这些维度产生意义。当我们讲时间、空间的时候，我们都是在一些维度中。我们把这些维度加在这个体验之上，使这个体验沿着维度展开，以便使体验获得意义，所以意义的核心便是维度。

在这里，牵扯到一个是体验在先还是维度在先的问题。这个维度究竟是一种天然存在、先于我们经验存在的维度，还是经验达到一定程度，由经验所涌现的现象呢？这里其实牵扯到一个很深的问题：如果维度是先天的话，那我们对经验进行描述，其实也就是沿着维度对经验进行复制；如果维度不是先天的，维度是体验本身显现的，那么就意味着这些显现是随机的，是不稳定的。但我们往往又发现很多人的体验在某些方面显现出维度的一致性，这使得我们能够总结出来一些维度。就像打毛衣一样，哪怕打毛衣理论上有无数种打法，但是常见的针法其实是跨文化一致的。中国人打的毛衣跟西方人打的毛衣总体而言针法是一致的，有着一致的规律性。关于这个问题，我没有一个终极的回答，就像是回答语言跟主体孰先孰后一样，没有语言便没有主体，但是如果没有主体，最初的语言又是如何诞生的呢？之所以在这一点上稍作停留，是为了引起大家警醒，以避免把某些维度不合时宜地强加于来访者的体验上，体现在临床上，就是咨询师或治疗师非常强制性地把来访者的这些描述编织成治疗师所熟悉的意义。这很有可能变成一种野蛮分析。

描述体验 ● ● ● ᐧ ᐧ   ᐟ ᐟ ▲ ᐟ ᐟ   ᐧ ● ● ●

为了使体验呈现出体验的秩序，并且使体验变成可说的，我们在临床上是有相应的一些手法的。比如说八法，八法是承、析、启、截、浑、逐、补、泻。其中前三法承、析、启主要服务于我刚刚所说的这个过程的。承、析、启三法重要之处都在于令来访者再次体验自己的体验，并且这种再次的体验呈现出体验的层次和深度，使之变成可描述的。而治疗师则是在促进并转化这个过程。吴和鸣老师有描述心理学和描述心理治疗一系列的课程，最近他推出了"心理传记"写作课的课程。长期以来我认为

我们两个人对于描述的操作是一致的，后来发现，其实我们还是
有略微的不一致。吴老师更多强调的是外描，我更多强调的是内
描。比如有一个人有演讲恐怖症，那对这样一个上台恐怖体验进
行外描的话，可能的路径是这样的：你站在那个台子上你都看见
了什么？你看到了哪些面孔？那些面孔是什么样的表情？外描是
对当事人所经历的外在的环境做出非常细致的、深度的、事无巨
细的描述。而内描与之相对。外描主要是对境进行描述，内描主
要是对心进行描述：你站在台子上的时候，你内心是一种什么样
的体验？你感觉到你的心脏怦怦跳，你能不能多感觉一下，心脏
怦怦跳着仿佛在说着什么？当你听到这些之后，你又有什么样的
感觉？外描跟内描有不同的侧重，但事实上如果你把外描贯彻到
底，它的功效等同于内描，你把内描贯彻到底，功效等同于外

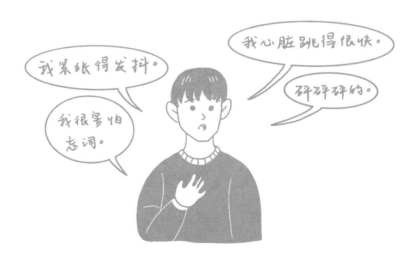

描。为什么呢？当你每一次描述外在的境的时候，描述本身也就是把那个境归到你的心里，或者是你的心充分地接受那个境。反之亦然，当你进行巨细无遗的内描的时候，你就不断地要牵扯到境，最终内描和外描使心、境的边缘趋向于融合。本质上达到的效果是一样的，都是使得体验在那个当下变得饱满。我个人比较擅长内描，承、析、启三法都是与内描相应的，都是使心沿着心、象、境这个维度逐渐地展开。我经常跟人打比方：就像洗牛百叶一样，牛百叶里边层层叠叠，你要把它放在水里，在没有压力的情况下它浮在水里，这样的话你慢慢地翻开来洗，你就可以使内在的褶皱逐渐地展开来。

之所以提吴老师的研究，是由于我的研究就是从他的研究那里起步的。这就是我的研究的故，是它的过去。我交代这个背景有助于大家理解我是从哪里得到灵感的，以便不要使我这个理论变成一个从天上掉下来的事故。

分析师要有"承"的态度

这个"承"尽管是用传承的"承"来代表，事实上它代表不只是一个"承"字。首先它代表传承的"承"字。这个"承"包含了传承、顺承、继承、承担、承受、承上启下、承接、承载、承认。也就是使用传承这个"承"，它就代表了如此多的意义。我好好讲一下这个八法之首——承法，把它放在事故与故事这一节里头，是为了向大家展示如何从事故转化到故事，其中很重要的就是承。你要能承得住这个事故；你要能够承担来访者所带来这个事故；你要能够承接、承载这个事故；重要的是你必须承认这的确是一个事故。当来访者在描绘他在事故当中时间断裂、破碎，空间扭曲、坍缩，语言丧失、异化，主体离位、崩解的时候，你需要事无巨细地承认，这些体验都是真的，都在发生。因为来访者他身边的人可能都无法承受或承认这些，这使得来访者有一种更强的被抛离的感觉。

其次，它还有呈现或者呈上之"呈"，你要不断地去呈现，不断地向来访者呈上你所呈现的东西。

再者，它还是澄清、澄明之"澄"。

它还有支撑的"撑"之意，撑起，撑开，撑场面。你需要把这个空间重新给撑起来，撑开，把那个场面给撑开。当这个人上台的时候他所体会这个台面，就是一个被压缩的空间。仿佛这个世界当中只剩下这个讲台还有讲台下面一望无边的人，而一望无边的人的目光就像是千万把尖刀一样射向他。除这个体验本身之外，他似乎听不见窗外鸟的鸣叫，看不见窗外和煦的阳光了，他的空间变得塌陷，需要为之支撑并撑开。

它还是完成的"成"，这个"成"还包含了成为、成全、成立、成果、成长、成就之意，来访者给出的是不完整的，那你需要把它变成一个完整的，这不就是成全和成为，并且获得了一个成果吗？

它还是一个"乘"，这个乘本身是乘坐的意思，你乘坐一艘小船，来访者其实也就是在你这里坐你的船。

一个人为什么能够完成刚刚所说的这些"cheng"呢，八法之首，这是由于他有一种"诚"的态度，诚实的"诚"，真诚的"诚"，儒家的核心价值观之一。

正是由于他有了这样的态度，他才愿意承接、承认、呈现、成全、撑起、澄清。这个承的态度和承的手法是事故转向故事的关键。来访者讲述他的事故的时候，事实上是把治疗师或分析师一并代入了事故的现场。前提是治疗师或咨询师也得有勇气到达那个现场。通常由来访者也就是事故的当事人所引领去事故现场，这并不是一蹴而就的，来访者可能需要委婉地试很多次，他才决定引领你进入他的事故现场。往往这个事故现场还不是一个，甚至从来都不是一个，是一连串的事故现场。当治疗师进入事故现场的时候，治疗师就也遭遇了事故，他就也变成事故当中的人。他成为事故的见证者，甚至在某种情况下他也变成事故的受害者。比如去地震灾区工作的志愿者们，他们本身并没有经历地震现场，但是由于长时间聆听对地震现场的种种紊乱感的描述，他们也间接地到了这个事故现场，可能也会有一些闪回、噩梦之类的反应。这个时候就不只是来访者一个人在事故当中了，而是两个人在事故当中。无论什么样的事故，如果只有一个人在事故里，就会比两个人或者更多人在这个事故里要可怕得多。因为这个事故没有其他的见证者与目击者，他就像是银河系之外的一个星球，默默地爆炸，从此就从这个宇宙当中消失了，没有人知道它曾经存在过。这是多么悲哀的一个事故啊！当这个事故也变成治疗师或分析师的事故时，他们对它应该有什么样的态度呢？就是我刚刚所说的"承"的态度。

这个"承"的态度就是不否认、不扭曲、不装作遗忘、也不把它投射给他人，就是用心诚也。当他有这种态度的时候，他能在内心完成承接、承受、承认、呈现、成立、成全、成为、澄清、澄明、撑开、撑起的这些过程。他就能够在内心转化这个事故。当他能够在内心转化这个事故的时候，这个事故的性质就发生了变化。因为那些断裂的时间体验已经被恢复了，坍塌或扭曲的空间又被重新撑起了，这个事故又被重新放到了一个缘起的过程里。只有当他已经把事故转化成故事，他才能够向来访者呈上、呈现并且解析这个故事。这样的方式把来访者引到故事当中，来访者使治疗师进入事故，而治疗师邀请来访者进入故事。这样一来，来访者可能会在这个过程当中获得信心，继而邀请治疗师进入更糟糕、更恐怖的事故。久而久之，不光是来访者的一些事故转变成了故事，更重要的是来访者能够获得内化治疗师将事故转化为故事的能力。

从事故到故事的转化

我们在精神分析当中有非常多的术语与这一个现象相关，比方说温尼科特的抱持（holding），比昂的容纳（contain），这些都是指化事故为故事的功能。

当来访者面对事故或者被事故所撞击的时候，他就失去了他的心，失去心在汉语当中就是忘，他忘了他的心了。他变成一个 Mindless。他可能仍然能继续活下去，但是他的内在体验空洞化。我们通过一个过程，这个过程可以叫作正念的转化（Mindful transformation），Mindful 与 Mindless 相对，一个心是满的，一个心是空的。当心被事故攫取的时候，这个心就空了。当这个心又被故事所充满的时候，它又变成满的了。当心是满的时候，这个世界就伴随着心一并满起来。事故使世界和这个心一并沦陷，而故事使人和这个世界一并站立起来，万象更新。经由咨询师跟来访者之间这种活化的、当下发生的、有血有肉的故事，来访者本人也获得了他的故事。就像是把一根支架接到一个砧木上头，他在这个砧木上头获得了生命，接下来他可以离开这个砧木独自生活，而并不需要永远地待在这个砧木上。他并不需要一辈子跟治疗师待在一起，因为他的内心已经能够看见事故的本质，并且拥有把事故转化为故事的能力。他重新获得了自己的时间的连续感、空间的展开感，重新获得了自己的语言，又可以接纳这个事物本身的复杂因缘性。那么他就带着他的故事离开了。

这样一种治疗在本质上是很难被人工智能所执行的。因为它们太过于准确了，以至于它们没有故事。

据消息称，现在已经有一个基于计算机认知行为的治疗系统上线了。这不是一件坏事。它能够完成一些药物治疗所不能够完成的东西，但是它也有它的边界：某些治愈只能够通过人来完成。因为人在本质上具有无限的维度。人是可以错的，是会经

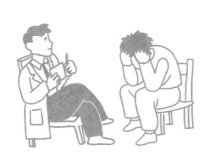
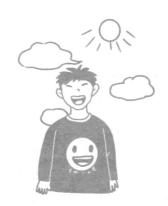

历事故的，正因为人可以经历事故，所以才能够对事故有体验，才能够拥有从事故到故事的转化潜能，所以人的这样一种能力才能够传递给他人，而这些是人工智能——至少目前而言——不具备的。人的存在不同于电脑的存在。人具有肉身性。一个人坐在某一个地方，他的头转向某一个角度，其实是他的肉身为他规范了一个看世界的角度，也就是视域。为了看明白他看见了什么，我们需要尽量地与他坐在一起。这样我们才有可能与他完成一个视域融合。视域融合就是你看到我看到的，我看到你看到的，由两个人共同界定的一种体验。事实上这也就是一种主体间性的体验。看与被看是非常有意思的一件事情。我看见了你，我看见了你眼里的东西，我也看见了你眼中的我，这些都是在早期母婴互动之间经常发生的现象。

　　我的很多东西都不是简简单单地从书中得到的，也不是全都来自我的老师，很多时候我之所以看见这些，是由于来访者邀请我去看了某些东西。我前边说过神经症有四种，现在我决定再往上面添加一种，叫作邯郸学步。邯郸学步是一个成语，说的是一个人听说邯郸那边的人走路都特别漂亮，于是他去邯郸学，结果邯郸人是怎么走路的没学会，自己怎么走的也忘了，所以只好爬了。有一天我的来访者告诉我，当他参加完一个同学聚会之后他整个人都蒙掉了，感觉到巨大的撞击感，他感觉到自己的计划、生活都没有意义，同学们的过法太有意义了、太精彩了，接下来他陷入一种抑郁当中，他就告诉我这个叫作邯郸学步。他谈论他的体验，对他的体验进行分析，然后分享他所看到的东西，于是我也从他那儿学到了邯郸学步这种分析。整个精神病理学的八讲，只不过是很多事故到故事的转化过程当中的一些凝缩罢了，像成语的形成一样。

当一个人能够拥有自己的故事，那他就知道自己的人生是有意义的，同时他在某个时候生某种病也是有意义的。这个症状并不是一个绝对的外来者，相反这个症状跟他有着非常深刻的、复杂的因缘，所以在这个时候他也接纳了这个症状。他把这个症状视为一个生命一样：你住在我的身体里，你像是一个过客，你有你来的用意，你要走的话你也得有你走的条件，那就是你也得获得你的故事才行。这就像是一些传统文化中的疗愈仪式一样，一个人能够说出他症状的故事，或者让这个症状自己开口说话，当这个症状知道了自己来来往往的因果之后，它本身就获得了故事；当它获得了故事之后，就不需要再次缠结这个人。看起来是症状纠缠着人不放，倒不如说是人拼命地不让症状放手。我在这里还不仅仅是说我们从症状当中获益，而不让症状放手。我们把症状囚禁起来，看似我们很不想要这个症状，事实上我们却把它深深地掩盖到我们的主体内，就像把它视为一个魔一样，用我们的防御把它封起来。这就是我们自身的一种吝啬，我们不肯放生。当我们开始谈论自己的症状时，我们也是在给予症状生命，这才是一种非常究竟的、殊胜的放生。当症状也获得了自己的故事之后，它就像是鱼重新回到了水里，鸟重新回到了天上，你放生它，它放生你，你们两个就都自由了。所以这就是To live and let live，to free and let free的过程。如果当你放生之后，你还愿意把放生的能力传给他人，那么这个就是回向了，这是一件非常有功德的事情。

我在很早以前读文献的时候就发现美国精神分析师罗伊沃尔德的一段话，读到这段话我非常震动，于是我就把这句话翻译了出来。后来我才知道《弗洛伊德及其后继者》这本书前边的扉页上也有这句话，当然翻译得跟我的不一样，看来这本书的作者也非常认可这句话。真是一个巧合，我也愿意在这里再次分享这句话，我把这句话译成了像是圣经体一样的语言：

懂鬼的人会说，魔鬼们都期待着从魔界释放，作为祖先方得安宁。作为祖先，他们可以活在当代，而作为魔鬼，他们便不得不用其魔影笼罩世间的人们，无意识的魔鬼为防御所封咒，但这将病人一并囚禁于防御与症状的黑暗中，啖其血肉以期解脱。分析的晨光照耀无意识之魔界，正其名为先祖，其魔力被瓦解，当下新生、次级过程和崭新客体得以遇光。

我用这样的一段话作为我们"事故与故事"的结束，也作为整个课程的结束。大家听完了这个课程就会知道，我其实并非在讲什么病理，抑郁症有哪些临床表现，抑郁症有哪些病理学假设……我是来借病讲心，借病讲命。所以本质上这个课程到了最后谜底揭晓，它不是病理学，它是心理学。

🌲 课堂问与答 🌲

问：一定要把事故重现并转化成故事才能脱离症状吗？

答：我一听见"一定"，就感觉到肯定不对劲。因为"一定"好像有点违反缘起了，哪怕是一定又能怎样？难道你能把事故转化成故事，就能脱离症状吗？不是的。

事故转化成故事，它本身是一个不以人的意志转移的过程。所以这个过程前边不能再加一个"一定"，因为事实上你不能够对这个过程做一个操作，使它变成一件一定能做到的事情。

问：为什么自己理解事故却不能摆脱症状？是因为不能够自承吗？不能够自己承接住自己吗？

答：说实话，我们每个人都是自欺的高手，我们每天早上起来还得自己照一照镜子，我们需要他人做我们的镜子或者做我们临时的承载者。这并不一定意味着我们是弱的，但我们是依赖他人的，没有他人是不行的。

选择让别人来作为一面镜子，这本身就是一种很不容易的能力：这是一种对于他人和自己的信任，对自己的信任不是盲目的信任，对自己的信任是信任自己能够具备经历黑暗、走向光明这种可能性。

也有一些人自己具有非常强、非常客观的观察自己的能力，当然他也借助了一些媒介。比如我们精神分析的祖师爷弗洛伊德，弗洛伊德是没有分析师的，但是弗洛伊德利用了很多机会，尤其是他的好朋友弗利斯作为他的镜子，做了非常深入的自我分析。如果我们能够读到弗洛伊德的自我分析的故事，就能够感觉到他的确有一种非常真诚的素质，很不自欺的素质。这使得他能够从自身的事故当中获益，转化成故事。

事实上对于他人这面镜子的需求，也不是永远的。比如克莱因的分析师亚伯拉罕去世之后，克莱因仍旧与亚伯拉罕的画像做分析，仿佛亚伯拉罕还活着一样。尽管他的分析师已经死了，但是他仍然可以维系着这种介于自我分析和被动分析之间的分析。

如果你对这一点还有怀疑的话，那可能就是时机还不具备，还没有到可以从容地走向另外一个人，由你们两个人共同的故事来转化自己事故的阶段。

问：症状需要全部被放生吗？

答：这是一种理想状态，但现实很难做到。我们每个人其实就是被无数个传统编织起来的一个临时的主体，每一个传统里都包含了数不清的事故，很多事故根本就不是在我们的生活当中体现出来的。

就像我的一些被分析者，我分析到一定程度发现：他的某种感受完全不能用童年体验当中的任何一种体验来做因果，这件事情从来没有发生在他身上，但是他的确带有这样的体验。某些事情不一定发生在他的身上，某些事情是从祖先那里继承的。他可能主要是从他的母亲那里继承的，母亲或许从母亲的母亲那里继承的，因为我们的身体跟心灵一样，最初都是从母亲那里获得存在的。

一切症状全部放生，那是很难想象的。因为某些症状根本不是你一个人的症状，它是一群人的症状，一族人的症状，甚至是全人类的症状，那怎么可能是单个人就能够放生的呢？

问：如何通过心理治疗改变命运？

答：这是一个好命题，我仍然坚持我那句话，已发生者都是命，未发生者都是运，此时此刻就是命运，所以你每时每刻的起心动念都能用来改变命运。但是你要改命得先认命，这个认命不是说被动地去服从你的命运，认命是认知、认清，你如何能改一个你根本就不知道运作机制的程序呢？

你得先对自己的命有很深的理解，理解本身就是一种改命。你带着觉知生活与不带觉知生活相比，这本身就是一种改命。

问：如果机器也能从错误中学习呢？

答：事实上机器本身就能从错误中学习，尽管我不是这方面的专家，但是我知道机器有一种学习模式就是从错误中学习，但机器能犯的错跟人犯的错是不一样的。人可以犯很多错。我们年轻的时候可能犯下很多错误；我们整个职业生涯也可能会犯下很多错误；我们在日常生活当中也可能犯下很多错误……这些错误在本质上都是属人的，是身为人才能够犯的错误。而这些错误就目前来说机器都犯不了，机器没有办法谈恋爱，机器也没有办法报仇，这些都办不了。

如果未来某一天机器也能犯这样的错误的话，那么它们事实上已经是人了。哪怕它们的肉身跟人的肉身不一样，但是它们就主体而言也已经是人了，没准到那一天机器一样可以做这种精神分析性的心理治疗，它一样有反移情。

问：能不能用最简单的方式说一说意义是怎么回事？

答：我的博士论文最后一章里头有这样的一个例子：一个点本身是没有意义的，但是你如果给它建一个坐标系的话，你就可以用（1，1）这样一组数字来表明这个点的意义。这个点存在于这个坐标系的某处，这就是它的意义。

问：如何能够达到您这样的状态？

答：我这样的状态也没有什么大不了的，也不是一种不得了的境界。我这样的状态很简单，就是：有这样一些人他们想听一听我们人为什么会有心理疾病，我们如何转化我们的心理疾病，那就把我所知道的尽可能清晰地给大家分享一下。那我带着这样一种心态来分享的时候，很自然地处在这种状态里。它不是一种特殊的状态，它只是一个日常状态。

学员评论：病，家族之命也，民族之运也。

答：这句话说得的确太好了。对，这个病的确是家族的一些传统，同时这些病又是民族之运。我们的确是能从病中获得很多力量的，比如有的时候我们一些成就不是别的，就是被我们自身的病所加持的。就像我们民族经历过深重的内忧外患，经历很多创伤，给很多家庭留下一些黑暗的遗产。可是它甚至是滋养我们心理治疗发展、壮大的很好的土壤。这真是一个黑色幽默。人如果过得太好的话，心理治疗学、精神病理学根本就不可能很好地发展。相反，非常多的社会创伤是滋养此种思想的沃土。就像我国很多工人在操作当中会失去手臂或手指，这使得我国的手接驳外科水平世界一流。

学员评论：从事故到故事跟比昂从有限到无限有很好的可比拟之处。

答：对，就单个实体而言，它是有限的，而缘起则是无限的；就单个的事故而言它是局限的、封闭的，而故事则是无限的。每一个故事都关涉他人，很多人都在分享着故事，故事不断地在流传，所以故事能够通往无限。

问：心理空间的维度和自然空间的维度是什么关系？

答：维度是我从数学和物理学当中借用的概念，对我而言显然是自然的维度在先，心理的维度在后。因为我在大学的时候选修了一门课，叫作现代数学方法选讲，其中有一章是分形几何，分形几何提出维度还能有半个维度，这让我感觉到非常欣喜。我才知道原来还有半个维度。大学的时候我又选修过现代物理学进展，当中会有一节讲高维的空间。我是在这样一些自然科学的维度观的刺激下逐渐有了这样的设想，并且把它运用到精神病理学当中的。

就像是坐标系一样，本身是笛卡儿用来建立解析几何的一对正交的维度，但是我们现在也在日常语言中说"我感觉失去了我人生的坐标"，它由一个自然科学的语汇进入一个日常的语汇当中。

究竟是我们的心给予这个世界维度的，还是这个世界本身存在着自然的维度，我们的心后来发现它呢？说实话这个概念非常大，它牵扯到哲学、物理学、认知科学、认知哲学，难以回答。

在维度和体验的关系中，事故就变成一个坍缩的点，这个点上没有任何维度，仿佛它的整个生命缩起来，缩成一个起点，且沿着这些维度生发出一个意义。就像一个种子开始发芽，长出藤，维度就像是给它一根临时的竹竿撑起来，让它沿着这根竹竿生长，当长到更高地方的时候就需要别的维度。但是这个维度并不等于这个藤本身，它只是藤所沿着生长的一个媒介。

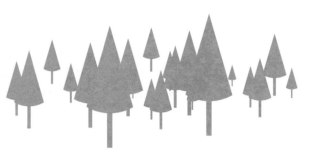
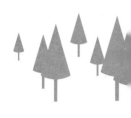

课后加餐：对家庭的动力性理解

中国人的家庭是非常独特的，这个地球上有一些种群跟它接近，有一些又不太接近。中国人的家庭具有半神圣性，还真的不是搭伙过日子。一个人想成家，按照古代的章法，成婚需要经过六步，包括择吉、纳彩等，最后才成家。既需要官方的确认，又需要民间的各种保证，尤其重要的是双方父母、媒人，可讲究了。这个"六"，是按照易经的"六爻"这样一个顶层设计的。一个人成了家之后，他对祖宗乃至整个宗族都负有责任，比方说产生后代的责任，使这个家族兴旺的责任。如果一个人在这些事上办得不好，后果可能会很糟糕，甚至会被家族除名。一旦除名他就不能再享受后代同宗的香火了，这是不得了的。直到今天你仍然能够在潮汕、客家、闽南等地区，体验到这一部分的压力，叫"光耀门楣"。

这跟我们经常看到的美国浪漫的言情剧大不一样，可以说爱情不是中国古人成家的要素，甚至远远不是。在古代，这种浪漫爱情通常产生悲剧性的结果，是动乱因素，所以中国人的家庭也在逐渐发生着变化。有好几个因素使得中国人的家庭不同于西方的家庭，是由于它顶层设计上家庭具有半神圣性，与祖宗有一定的关系，不是两个人的事情。作为哺乳动物的人类来说，他的家庭又有其特点。在动物界有些动物是形成家庭的，一窝一窝的，比方说燕子，就是一窝。

人类的家庭有什么不一样呢？首先，人类的家庭从进化心理学的角度而言，它的父系亲本投资要求比较高。大多数哺乳动物不知道爹是谁，这是由于它妈已经能够把它养大了，所以爹是谁无关紧要。但对人类而言，出生的时候就是早产的，不像农村牛犊生下来，大概30分钟之后，牛犊身上一干，该干吗干吗。人类到该干吗干吗，需要很多年，所以他需要父系的亲本投资。怎么偿还父系亲本投资呢？那孩子就姓你的姓嘛。孩子首先是母亲生的，这一点是毋庸置疑的。但是怎么保证是父亲的？那就随你的姓，这样的话你才愿意为这笔生意投钱。在儒家当中，为了增进父系的亲本投资，在设计层面增加了很多男人应该为家庭做的事情。

如果一个男人游手好闲，不管妻子，这有可能会被整个社会排除出去。中国传统的社会是相对静态的，一旦被你的宗族所排斥，就意味着你社会性死亡。要么你得隐姓埋名换地方，那是不得了的。所以，以前人的各种生活活动都锁定在以家庭为单位的社会结构内。

其次，人类的成长期比较长，所以人类发展出了稳定的依恋，以便保证他的存活。大家都在关注各种类型的依恋，有没有想过，不是所有的生物都这样，人类是很独特的，人类的依恋里包含了很多情感的部分，比如恒河猴的实验①。人的情感部分的依恋，其实也是后来缔结浪漫形式婚姻的前提。因为人长时间地享受着与母亲非常多的情感关系，就变成了理解人与人关系的一个原型，这跟你本人的性别都没有关系。一个人亲密关系质量的

---

① 1959年，美国心理学家哈洛做过一个实验，把新生小猴子与两只大猴子模型（一只铁丝做的，有奶瓶，一只毛茸茸，没有奶瓶）放在一起。小猴在饥饿情况下会选择去铁丝猴那里吃奶，其他时候都依偎在毛茸茸猴身边。虽然实验对象是猴子，但许多心理学家认为，对人类婴儿同样适用。——编者注

好坏通常是看他与自己母亲的亲密关系的好坏，而一个人的社会成就通常与他的父亲相关，因为更多的是认同父亲，父亲提供社交技巧。

一个人但凡日子过得很随性随意，一定是小时候跟妈关系比较好，要啥有啥，有上顿一定有下顿的人。古代的皇子都不是生母喂养，就是不让他对人产生稳定的依恋，一定要让他对人的本性有怀疑，不信任才行。要不然他即使不死于异族之手，也死于同胞兄弟之手。

人有漫长的一个依恋期，相比较其他的哺乳动物更长，这导致了两个人以婚姻的形式缔结的时候，他们对情感方面的相互依恋有很高的要求，即使在古代先结婚后恋爱，那也是一样有要求的。

这就是人类家庭跟其他哺乳动物家庭的不一样，情感部分很重要，父亲的参与变得很重要。文化当中增添了很多因素，保证着这个父亲留在家族内，并且愿意持续投资。只有这样，他的下一代长到性成熟，并且产生新的基因传递的机会才会增加。那父亲得到什么好处呢？他的名字永远流传着，吃着香火，他就愿意投入。理想家庭都是"合"的，是"和合"的合，而非"凑合"的合。但是大多数家庭其实是凑合的。

来找我们的肯定就不是那些和和美美的家庭。坦率地讲没有什么和和美美的家庭。家庭治疗大师米纽庆说，再恩爱的夫妇都想过500次要离婚，以及100次想掐死对方。

人在这个家庭里头就会有家庭动力，可以说个人的动力是从家庭动力的母体上分化出来的。以我们做精神分析的案例来说，一个人说的事情多半都是家事，哪怕这个人说的是职场的事情，使用移情的透镜一看都是家事，所以我们关注家庭动力是一件天经地义的事情。大多数人的精神分析的退行深度和密集程度都不能和经典精神分析相提并论，可以说很多人做的是一个人的家庭治疗罢了，只不过他自己不知道，没有有意识地去做罢了。

我从精神分析的角度来讲讲家庭动力。当我跟我爱人结婚的时候，我们的犹太老师祝贺我们。因为她的身份类似司仪，我们有了第一个孩子的时候，她才非常正式地道贺：Now you become a family（现在你才成家了）。光两人不行，你得有孩子才是家。犹太人跟我们这部分的观念非常接近。

缔结家庭，本意就是为了产生下一代，这是本意，只有缔结家庭才能保证孩子形成长期的依恋，才能保证持续的父系亲本投资。可是今天社会家庭形态非常丰富了：有丁克家庭，不是说因为生不出来，他们不是为了产生后代而结婚；外国有同性家庭。今天的家庭形态也是以前的顶层设计者都不可能想到的。家庭动力学就非常复杂，我们只能从最原始的，也最为典型的家庭入手。

当两个人相遇，以比昂的视角来看，相当于团体当中形成了配对的动力。当一对夫妇缔结婚姻，两个人的结合孕育着一个未来的可能性，而这个可能性对我们所有人而言都是受益的，所以我们应该祝贺这件事情。只要两个人结婚，我们从文化的无意识方面来看，都是希望早生贵子。接下来他们在刚成家的初期，性活动肯定是占据主要的。在这个时候很多人就出现了一些紊乱，比方说性对原来的家族是一个禁忌，现在开始要赶鸭子上架，这可能会导致一些女性恐婚——结婚之后，她的女性身份马上就要被母亲身份取代，可能有些人会觉得她的一部分将要死去。

现代人在成家之前有漫长的恋爱期，普遍而言，恋爱的阶段都包含了一种对于未来生活的想象，他们之间形成一种对未来生活的联合。但这里一个人对未来的生活想象的要素，一定是他自己所缺的。两个人都带着自己的指望，同时这个指望的背后就是这两个人自己的未完成事件，而希望在彼此那里完成的。

大多数情况下，他们选择了某个人，就是他们自己以家人为原型所推敲出来的，一个人很难找自己价值外的人物，这是一个动力学上的家。可能你也会说我见到过非常极端的情况，这个家里的人都非常暴烈，可是他找的人非常温和，这就表示没有受家族影响吗？不对，一样受到了，因为他的维度被限制在他本身的家庭。对他而言，暴烈和温和是一个重要的维度，而他认同暴烈的反面，代表他并没有出离家庭的影响。

当他们在结婚之后打算要生一个孩子的时候，这个孩子是他们的共同计划当中的一个重要的部分。每当一对夫妇打算要生孩子的时候，在他们的幻想里都值得问问：这孩子将生出谁来？

这个问题问得比较深，容我接下来跟大家拆解一下。比方说一对夫妇，他们其中一个孩子是消防员，牺牲了，然后他们希望另外一个孩子尽快生育，以便使死去的这个成员神奇般地回来，把这个坑填回去。在一个家庭幻想方面，他们完全有可能通过生育来使得某个家庭成员重新被召唤回来。如果一个母亲对女儿不满意,那这个女儿生孩子的时候,潜意识里有可能为她母亲生出一个满意的。

如一个女性跟她丈夫之间的关系,本质上是跟她婆婆争夺丈夫的关系的话,那她生孩子很有可能就是为了 "好,我还你一个,以便放开我们俩"。给你一个肉包子,然后放开我们俩。如果一个男性,他的生命里有很多遗憾,他有可能想通过生育生出一个完美的自己来。所以当一个孩子,哪怕他还没有出生的时候,他在这个即将形成一个家庭的潜意识里已经存在了,他已经被各种各样地策划。父母为谁生?生出谁?

即使在最典型的传统家庭当中,生孩子也是为祖先而生,所以生孩子不是一个纯粹的东西,一定是有些未完成的愿望在推动。比方说一个典型的闽南家庭,头胎是女儿,这个女儿可能被认为她来得是合适的,因为她可能会照顾接下来即将到来的弟弟。如果生出的老二又是女孩的话呢?当你在火车站接人,你没接到那个人,反倒一个陌生人来了,你会形成怎样的联想?我接的人是不是被你杀了?怎么是你出现呢?老二就可能处于 "凶手" 的位置。一个人为什么莫名其妙有那么多自罪自责的观念呢?而事实上父母对她在外表上显得并不差呢。一定要深入一个家庭很深的动力去看。

我们人类是懂防御的,我们有可能会反向地、格外地害怕某人死去来为他配重的。正是格外害怕他死,因此变成他这人容易死。这是一个诅咒,他就很有可能变得体弱多病之类的。如果又生了一个，这个孩子被送出去抚养，我们假设接收方家庭还不错，你们猜猜是留在家这个还是送出去的那个更容易精神健康？

如果父母把女儿作为替代男性的角色留下来，她的认同始终发生着一种无意识的错位。而送出去的女儿，她的性别身份是凝聚的：你是作为女儿被送出去，而接收方也是把她作为女儿接收的。她很有可能不会产生一种对女性身份的认同障碍。

孩子到世界上都是填坑的。说得难听一点，两个人结合，你可以排一排他们这个家庭有哪些坑。为什么孩子在青春期或某个阶段出问题？出什么类型的问题？如果你深刻考察他的家族动力，你能猜出很多。家庭动力学派比家庭治疗学派看得要深一点，因为这个深，显得更黑暗一点。一个孩子掉入了一个家族，成为家族的代理人，这对夫妇欲望的空洞已经把他俘获了。虽然他还没有出生，甚至还没有名字，但他已经被家族的黑暗力量所捕获，已经接管了这个力量。这有助于解释为什么有些流产是习惯性的流产，不纯粹是生物性的原因。如果你深刻地理解家庭的动力，就会知道他们就是为了不让他来的。我记得著名作家村上春树他是选择不生的，因为他查出自己的父亲曾经是侵华日军，他可能通过不生来使这个"恶"永远灭掉，终止掉。

很多人不生，都是为了避免生出这个家族当中某种不好的可能性。孩子都不知道，迎接他的是复杂的动力，我们即使以最简单的形式来看，父母对他的期待也是不一样的。

某个女性对于这个即将到来的生命内在怀有冲突的感受——比方说她自己的父亲对她非常糟糕，对妈妈也非常糟糕，甚至是家暴，这些她固然知道，所以她会选一个温和的男士——当她得知腹中所怀是男婴的时候，在她的无意识层面将会受到何种扰动？"我究竟是要生出我老公的另外一个拷贝，还是生出我父亲的另外一个拷贝？"她可能在孕期心情阴晴不定，因为她不知道自己要生出谁来。

当你观察那些母亲对新生婴儿的态度的时候，你会发现她并不是如诗所描绘的那样，充满了玛利亚般的光辉。她们经常冲突，因为在无意识层面她不知道她生出了谁，所以她会通过自己的幻想来诠释孩子的作为。如果这个孩子碰巧比较容易激怒，这将引发她脑子当中对父亲的恐惧，她很有可能很早的时候就会抑制小孩攻击性的表达，这些都发生在无意识层面。

当未来某一天这个孩子出现在我们的诊室的时候，没有人知道当年他的病根就已经在那儿。父母对孩子是有一定的移情的，这个移情里包含了他们的遗憾和渴望，也包含了他们的防御和危险。

父母都会以各自的情结来诠释婴儿的种种作为。比如有个女性曾经有一个姐姐，在童年时候就去世，那么当她孩子长到相近的年龄的时候，她有可能突然很惊恐，哪怕她忘掉了这件事情，哪怕整个家族都忘记了这件事情，她也有可能自己认同自己是一个失败的母亲，导致自己这个孩子死去。

如果进行问诊的时候足够详细的话，来访者说的时间点都没有随机的。比如为什么是两年四个月之前？因为那个似乎被整个家族早就忘却的姐姐就是那个年龄死的，所以早不激活晚不激活，这个时候就激活。

孩子从一受胎，父母的欲望就在加工。如果孩子比较安静，母亲可能会觉得很好，而父亲则会担心他没有成就。如果孩子比较闹，母亲可能会觉得比较糟，而父亲则会觉得很好，"我当年就不敢这么闹，现在你终于把我想活成的人给生出来了。"他们在无意识层面有大量的交流、配合，很多时候他们都不知道配合了对方。但凡一对夫妻敢生，一定是觉得他们的孩子要比自己好，这就是一个基本的幻想。

孩子刚被抱出产房的时候，父母都觉得将为世界贡献一个诺贝尔奖，再不济也得是厅级干部。后来这个孩子逐渐按他自己的方式成长，对父母是一种伤害。父母将经历：

——你不是！

——（有时）你难道不是吗？

——（有时）你果然不是。

这是一个普遍性的动力，父母对孩子的失望动力学。当然，健康的父母会逐渐地哀悼一个完美影像的丧失，并且逐渐以比较现实的目光来看待自己的孩子。但是那些受创伤影响比较大的父母，他们很有可能形成非常理想化的形象，这个孩子的到来对他们来说意味着拯救，能够中和当年的创伤，甚至扳回一局，他们的失望将是非常难以忍受，可能会诱发抑郁。

注意，很多产后抑郁不是产后坐月子期间的抑郁，而是产后3—5年抑郁的，那个劲儿终于发酵出来：你果然不是那个我想要的孩子！这代表我内在是不好的，我居然生出你来。这个孩子的父母如果逐渐认清现实、放弃幻想，他就可以比较健康地成长。但如果父母舍不得放弃，就会持续地雕琢他。

如果夫妻双方雕琢的方向一致还好，但大多数情况下不一致，甚至截然相反。回头来看，心理上的门当户对对下一代健康非常重要，要不然这孩子怎么着都是不对的，因为这两边的价值观太不一样了。如果父母雕琢方向一致，则产生的病理性轻，比方说父母都认为孩子应该好好学习，形成的合力只让他沿一个方向走。如果父亲要孩子好好学习当大官，母亲要孩子赚钱发大财，这就像拧毛巾。孩子的病理学都可以从父系、母系对他指望的交叉性看出来。

父亲母亲如果对孩子的指望方向一致，角度就为零。如果是南辕北辙，角度就是180°，孩子就需要产生症状来把自己给稳住，要不然他就要被拽倒了。在孩子学前这一阶段，父母要经历很多东西，首先他们每个人都会担心，无意识地担心孩子将遭受他们小时候所遭受的。有时候在无意识的推动下，她还真的就这样做了，比方说她是1岁4个月时被送到姥姥家的，她完全没有留意到她自己的孩子1岁4个月的时候，她以一个非常合理的理由把他送到姥姥家，时间点都是配合好的。

一个孩子长大多不容易，父母的操心甚至会变成诅咒。每当诊室出现青少年儿童的时候，咨询师问他们父母：这个阶段你们怎么了？他什么时候出现这个问题？你们各自的人生这个阶段有什么问题？因为人格的结构是俄罗斯套娃一般的，这已经是一个比较静态的设定，好像各个片层之间不发生关系，但事实上是动态的。当孩子成长的时候，他们其实都是在同自己的内在进行比对的，无意识地在运行。

但这个阶段孩子是一定要依恋父母的，方方面面都依恋。正常的情况下，孩子将会理想化自己的父母。一个人既然已经买了一只股票，你也只能相信它是好股了。对一个健康孩子而言，理想化自己不管怎么样的父母，他能够成功地树立父母都是英雄或者不凡的人的形象，这将使他们自体极的雄心部分健康地发展。

如果一个孩子不能够理想化自己的父母，可能就是一种悲剧，他也无法理想化自己。所以不要因为你不是真正的英雄，在

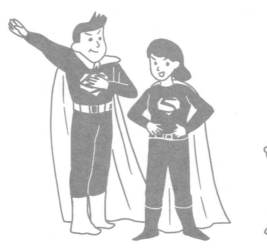

孩子面前就不扮英雄，父母仍然需要扮英雄。

　　孩子学前阶段，如果你做得还不错，孩子就依恋于你。孩子进入青春期的时候，动荡马上开始，通常家庭将迎来一场风暴。我这里分析的都是最简单的例子，如果再增加一个变量，那老早就不一样，我只能待会儿再说了。

　　当孩子进入青春期，也就意味着跨过这扇门，他将是成人。父母如果在他身上发挥作用的话，这里是最后一站：我再不使劲，他就要发射出去了。父母的未完成的事件如果没有成功，这里将做总清算。如果夫妻关系不好，这个孩子就会被认为"你看，你果然更像一个不好的他"，父母将会对他进行恶意的投射。你投射孩子就会认同，要知道孩子会把父母的话当圣旨一样，就像父皇和母后一样。你们都有这样的阶段，孩子会认为你们说的都是对的，所以你们一定要小心一点，说话别乱开玩笑。要不然多年之后他将出现在我或者我同行的诊室，声泪俱下地控诉那句早就被你忘到九霄云外的玩笑话。

　　孩子青春期对父母而言，类似退休前最后的机会。这个时候父母通常已经进入了更年期，他自己人生的指望开始逐渐暗淡下来，而他对未来的期望就会全部挪到下一代。

　　如果父母之间相互不满意的话，那也只能靠下一代不像那个糟糕的配偶那样，才能够拯救。即使父母关系很好，也会面临一个问题：他们的孩子将长大成人，他们孩子的攻击性和性，原来只是出现在想象当中，现在都能变成真的。青春期的很多特征都与"出家"有关，比方说青春期的孩子开始在家庭之外形成帮派，父母的重要性就相应地降低。如果他离家出走，能够被几个朋友招待得很舒服，父母这边的威胁进一步降低。这跟三五岁孩子可不一样，你只要敢抛弃他他就要死了。

孩子有可能会崇拜偶像，偶像不一定是明星什么的，也有可能是他们的数学老师之类的。当他认为一个家庭之外的人比爹妈好的时候，父母要经历从英雄的位置上黯然退场的过程，但是正常父母都能够克服这些，不正常的父母才会说我不行。

当然父母会有他们的理由，比方会说孩子不重视学习，乱跟人玩，把心思都花在打扮上。父母其实并没有意识到，他们真正担心的是孩子认为真正更好的人在家外头。

其实从青少年的发展而言，未来他要成家，一定需要家外头有更好的人，他才能成家。如果父母本身的遗憾非常重，不会放手，认为孩子曾经完整地属于自己，尤其对母亲而言，孩子是自己生出来的，从自己身上掉下来的，这会导致问题。

很多青少年出现的问题，还有这个时候家庭的动荡，目前主要原因是不肯放手。时代总是在变，以前家里有很多个孩子，父母根本顾不上，不存在放手不放手的问题，可能本身就没拉手。没什么过生日、吃蛋糕，都是爸妈回来之后，孩子们把饭都得做好，一般连争风吃醋的可能性都没有。争风吃醋是由于家庭当中存在剩余的东西，几个人都在饿死的边缘有什么好争风吃醋的？一碗米饭添完之后，锅里一粒米都没有，你争个风、吃个醋有什么意义？只有多出了半个鸡腿，那才是真争风吃醋。

而现在就完全不一样。现在基本上所有的注意力在一个人身上而不会放手。父母对自己的人生越不满意,他就越需要孩子为他活出那一部分,他就越不会放弃,而青春期是最后的机会。也有可能两口子一起使劲。我见过有一些非常夸张的父母,孩子考99.5分就要打。我临床上见过无数人少年时代都是天才,后来那个心就黯淡下来了,有些撑到出国留学还是撑不下去。马拉松当然不能够按短跑跑的。

如果夫妻之间本身就有矛盾,这个时候他们就会引导孩子更多地站在某一边。可是孩子天性其实没那么好,孩子也会讹诈的。不要以为所有孩子一定都是希望父母好,如果父母不能给他带来更多的好处,他会进行一个理智的决定——孩子会利用父母之间的不睦,这边敲100,那边敲50。孩子不全是家庭治疗书上写的都这么好,更别说在这个时候还有叠加的俄狄浦斯因素。

一般常规家庭治疗的家庭动力学,不再深入地思考家庭当中存在的俄狄浦斯动力,因为俄狄浦斯动力诠释起来历程很长。但你不诠释不代表它不存在。一个青春期的女儿完全有可能由于畏惧同父亲的乱伦,而视父亲为坏人,而母亲正好奖励这一部分,因为母亲会嫉妒女儿的女性特质。他们就会因为这样的原因联盟起来了。如果一个丈夫本身对自己的妻子不满意,他完全有可能培养自己的孩子作为第三者,培养自己的儿子作为第三者填充他的空间,那就使得一个按理来说正常发展的俄狄浦斯三角发生畸变。有些家庭进来诊室一坐,你就觉得乱伦气氛都上来了,孩子恨不得坐妈腿上去。

只要一开始是不平衡的,后来越配越不平衡,最后天长日久就很荒唐。一个家族当中存在着俄狄浦斯动力，而且每一个孩子其实都经历了一个对父母的理想化、理想化破灭，然后他对父母的形象也都可能发生分裂，之后重新再投射性认同的过程。我们临床上有时候见一些青少年对他们父母进行描绘，你会发现一个好一个坏，事实上这怎么可能呢？一定是他先发生分裂，把所有的坏算作其中一方，把所有的好算作其中另外一方，然后在这个基础上进行投射性认同，天长日久，父母就会吸收各自投射的部分，看起来真的是一个好一个坏。

从精神分析的角度看家庭动力，我们需要留意一个孩子心目当中的父母这个模板，他受到分裂因素的影响，同时也受到他的本我的影响。他的本我会把性和攻击的元素放在父母那里，他也有可能误认为父亲对他的一种正常的俄狄浦斯期的性的渴望理解为攻击性的。

一个孩子一定会爱上自己的父母，在某个阶段甚至有点罗曼蒂克，如果父母自己这方面功课做得不够，他有可能在这个时候不敢回应，他会担心乱伦。但他这种不敢回应或者非常拒绝式的回应，会使得孩子在这个阶段的发展受挫，继而推导出自己是坏的，他的活力就会丧失。

你们有没有留意一些女性回忆自己父亲的时候，父亲就是非常古板，没有任何情感，父亲完全有可能防御着女儿爱上父亲的历程。由于他的不敢响应，孩子就挫败了。当然如果父亲本身有这方面的问题的话，他有可能勾引女儿，反过来母亲也可能会勾引儿子，他们之间除了不发生关系，剩下的都是全套的伴侣动力学。所以说一个病理性的家庭结构，它是由很多跨代的因素形成的。

如果没有这些跨代的负资产的话，在青春期的阶段孩子将会发射出去，他将给父母留下一套已经用完燃料的火箭推动器，接下来引发第二级推动器，一下就出去了。这是正常的，代表着他的分化程度足够，也代表他的家族负资产比较少。我们评价一个孩子的时候，要看看他的家族负资产有多少，不要因为他家很有钱，就以为他家负资产少了，可能负资产也很多的。

如果家里有两个孩子，甚至多个孩子，不同的子女之间也会产生动力。这一部分就是由阿德勒①开始探讨的。一个孩子的出生使得家庭的复杂性增高，复杂性越高，对接下来要出生的小孩而言，要迎接的考验越大，所以通常一个家里的老小会更加精明。因为他出生的时候面对的局面复杂，跟老大不一样。由于老二、老三陆续出生，老大如何保持父母的爱呢？老大通常对父母认同程度更高——好，我不再争，但是我化身为你，我们是一条战壕的！文化正好奖励这一部分，长兄如父，长女如母。他就与父母有非常多的认同，但是对父母的认同会降低了他的灵活度，你会发现，老大生的病老小是不会生的，因为老小根本不操父母的这种心。

每当一个家庭出现问题的时候，孩子之间也在进行合计：我们怎么站才能够稳定这个结构？一个家庭当中它的权力跟它的特

---

① 阿德勒（Adler，1870—1937），奥地利精神病学家，人本主义心理学先驱。——编者注

权是两条线，一个拥有最大特权的孩子可能权力最低。每当一个青少年被前呼后拥送来的时候，他的特权达到了顶峰，但事实告诉你他没有权力，一个家里话最多的未必是权力最大的，特权跟权力通常都错位。孩子都会盘算：如果你增加父系的，我就增加母系的；如果母系特弱，他们三个都会站到母系这边。有些孩子人格会发生竖直分裂，一部分迎合父系，一部分迎合母系。他跟母亲在一起的时候一个样，跟父亲在一起的时候另外一个样。

孩子之间也会竞争。一个在孩子之间相互竞争中胜出的孩子，成年之后通常事业上也比较容易在各种竞争中胜出。因为这些在小时候演练过，比较熟悉。80后、90后独生子女比较多，没有演练过，这代人就不熟悉很多兄弟姐妹在一起的那种感觉。

一个家庭的角色总是分配好的。传统当中，比较典型的是男主外女主内，河南、山东家庭或者潮汕、闽南家庭当中，这种分配是文化所推崇的。长子、长女要更多地操持。如果家庭当中的某个成员过早离世，剩下的人要弥补他的缺失。每个孩子都被分配角色。分配有一种很特殊的形式叫"发配"，整个人被发配出去了，他在物理距离上远离这个家庭。

家里有几个孩子，为什么这个孩子寄宿那个不寄宿？一个家庭好端端的，为什么其中有一个要出去打工或者到很远的地方工作？当然他们都有一套看起来非常现实的理由，但事实上很有可能是被发配，如果他留在这儿对大家更不好。具体到每个家庭当中，某个人为什么被发配出去，这其中各有各的动力。一个家族的人都从事某种行业，其中有一个不做，他很可能也是被发配出去了。

接下来有搭配。男女搭配，干活儿不累，有搭配就有配合。一个家庭很多东西都运作在一种潜规则内，这个潜规则是夫妻双方各自从家族里带来的潜规则妥协形成的，很多东西你架不住细问，你也不知道为什么要这样做。

比方说一个家里学历高的负责辅导孩子，这好像也没怎么商量过，就这么着了；一个人做饭，另一个可能就要洗碗；一个对孩子唱红脸，一个就可能要唱黑脸了。这就解释了某些单亲家庭教育孩子为什么那么困难，因为没有搭配。

如果是双亲的话，这边吼完，那边安慰，或者这边安慰完，那边吼，这个给巴掌那个给枣，就有搭配，就会打配合。如果是单亲的话，就没法这样玩了。一个家长同时兼具父母两人的角色，就很困难，对家长自我控制的要求程度更高。谈到这些就有一个配额的问题，一个家庭总体而言，它像领粮票一样，是有配额的。你们有没有发现一些家庭当中，要么是妈把话说完了，爸就一言不发；要么是哥把话说完了，弟弟一言不发；要么是姐姐门门第一，妹妹门门倒数。那就像粮票一样，总共就这么点配额，家里的话都你说，那我就没有配额了。一个家里只能允许一个人成功，你成功了，我的配额就没有了。

如果一个家里只允许一个人生病的话，有可能大家轮着来生病。你这星期使用这一张券，等你好了，你妈开始使用这张券，妈好了之后你爸使用这张券。你要在一个系统当中思考这种家庭问题。一个人使用很多暴力，另外一个人就不能再使用。要看他们家里的总数，以及他们是怎么形成这种玩法的。有时候孩子抱怨爸爸总是不来，事实上爸爸来的权利早就被剥夺了，他没有配额的。

有人会说这个孩子为什么什么事情都不做决定，因为做决定的配额用光了。一个家里如果需要一个成员社会功能特好，通常就只有一个机会功能好，因为配额用完。生病也可能是你病我就不能病。我一个朋友说，有一段时间家里如病毒感染，首先是我老大，接下来我老二，接下来我老婆，接下来我岳父岳母。我说凭什么你不病呢？他说总得有人往医院跑吧。配额用光了，没有我躺的份儿。一个家看起来最不病的那一个，不是因为他没有病理性结构，是配额用光了。

一般我们要同一个家庭工作，都要看一看这个家庭配重系

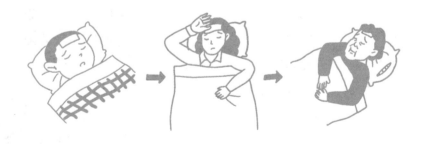

统，配额怎么分配的，还要再给他匀匀，跟他一起合计合计，你说两句我说两句，你病两天我病两天。

接下来就是配重。一个家庭就像分析天平里边的那个配重系统一样，非常精致，所有人的行为都在配重着剩下人的行为。你理解了刚刚我讲的配额，现在理解配重就不困难了。一个小孩为什么会产生疾病，他一定有不得不产生的道理，他这上面一定要加个砝码。他生这个病怎么使他家庭保持一个平衡。

我们为什么不承诺你这个小孩的病我们瞬间给他拿掉，是因为这会使他的配重系统瓦解掉。某个小孩天天在各大医院看病，最终找到的名家都是精神病学的教授、副教授，什么克利平、奥氮平、拉莫三嗪吃了好久。我不是夸我医术高明，只不过就碰上这些事了。小孩在我这儿看一段时间之后，我就问他，我说你是不是装的？然后他就笑。我说你先装着。你有没有感觉，现在是你这一辈子最爽的时候？那就是当他感觉无足轻重的时候，他需要用一个病——你看他的病能够惊动到精神病学的顶级人物，说明配得很重才能够压住父母的期待，说明原来的期待能杀掉他——他才能保全。如果你马上把他的配重拿掉，他的体系就瓦解了。就像地震救灾的经验，把那些被压着的人往外抬，都得先束缚好，眼还得给他蒙上，不能直接就拉出来。直接拉出来一抬会死在半路。他原来是什么样的，你还得什么样地挤着才行。对找到我这儿的青少年家长，我丑话都说在前头：不负责马上复学，你觉得行，我们往下谈，不行，另请高明。

不承诺孩子立即复学，但承诺孩子的发展，你们合计合计你们究竟想要啥。这一合计,家长想换掉这个配重,我们得先压着秤。不说两句狠话,不压着秤,这边秤砣一拿下来,那边"哐"就翻了。

接下来就是最后一个配平。大家都学过化学,我当年就是配平化学反应式的高手,一眼就配平了,这有规律,多年之后用到了自己的临床工作当中。一个家庭一定要使它从一个平衡移到另外一个平衡,而不是上来啥也不知道就动手。目前孩子的症状、夫妻之间的关系,都一定有维持结构稳定的能力的。你要拆一堵墙,也得先把两边打上脚手架,还得兜上滤网,不能直接上来一脚就踹,塌下来把自己给砸着了。一定要先把他原来的配重体系看清楚,这个孩子的症状是很多力量的合成,往回看深不可测。我的一些来访者,他发现自己的某个现象,他回家问他妈,他妈说你姥姥也这样的。噢,究竟是什么时候传下来的"宝贝"?是怎么传的都不知道的,往回看黑压压的。当一个孩子出现症状的时候,他就是为总体体系在进行配平。但他是临时性的配平,事实上也并不真正平衡,真正平衡的不会来找你。

就是这样一种思路,从家庭乃至家族的动力当中看这6个"配"。谁跟谁在打配合?这个家里什么方向?配额有多少?谁用了多少?谁被分配了什么角色?家庭治疗为什么有的人老是不来?是不是被发配了?这个孩子产生这个症状,压到几斤几两的位置,那头翘着啥?我要想给他调砝码,我这边不要摁着哪儿?就这条思路,说起来容易啊。

♠♠课堂问与答♠♠

一、

问：我想向您请教一下，您说有一些孩子跟母亲关系很好，物质上也基本可以满足，孩子以后是不是可能会没有奋斗的精神？

答：完全有可能。但我也跟很多成功人士做治疗。

问：那您觉得把握好一个什么样的度是比较好的呢？

答：没有正确的度，你不知道几十年之后世界是怎样的。

问：因为现在我就是那个母亲。

答：在一个变化非常剧烈的时代，你孩子需要病理性才能够活下来。比方说他不能信任陌生人，要不然拐走了怎么办？而在那个相对安全的时代，那教法就是信任陌生人。可是你现在真想教的，别说20年后，两年之后世界是啥样谁也不知道。每一个家族能够绵延至今，都记载了它的存活的秘宗心法。当一个母亲咒骂自己的女儿，以非常恶毒的语言侮辱她的性器官，孩子会觉得被诅咒，她完全没有留意到，母亲当年天天都是被村子的年轻人敲门的，所以她不希望女儿有性的魅力，而她无法同孩子解释这些。

家族当中有大量的因为存活而产生的教条，但是没人知道他当年是为什么事而配重的，而现在秤的那头不是这些了。

问：我曾经去湘雅附二院，有个精神科的医生就说过，说他们的一些孩子普遍成绩不太好，可能是因为看到很多的案例，所以对孩子的要求不高……

答：那可能配得反了，可能矫枉又过正了。

问：现在我会对我女儿说，你自己把这个过程做好，结果我们不用太在意，你把这个过程做好了，一般就不会差到哪里去，我是给她传输这种理念。

答：你这样说也没用，除非你发自内心信你说的这句！

问：我信啊！

答：以你说"我信"的反应速度来判断，我感觉存疑。这话究竟是说给自己的，还是说给孩子的，有时要掂量一下。

如果你没那么信，你不妨把你的担心也告诉孩子，你去说，妈妈真的对你还是有一些担心，因为未来的社会究竟怎么样，谁也不知道，所以我希望你多带一点东西，到那一天的时候不至于缺。

问：有时候我就想我对她要求是不是太低了一点，也不会说你一定要考试100分，或者是90分就可以了。

答：主要是你自己的这一层稳定不稳定，你稳定说这话，对方就能够接收得到，是踏实的。

问：您刚才说的这句话是什么意思？

答：就是你内心是不是真的这样想。如果你有保留，把你保留部分也坦诚说出来，无妨。如果你的孩子已经不小了。

问：8岁。

答：8岁还有点早，8岁跟十几岁的处理方法不一样，十几岁的可以把他当成即将成年的人一样跟他谈。比方说爸爸是这样想的，我只是告诉你这样想，你不用多猜。但是你有权决定你是怎么想的。如果你对他的确有担心，你不妨把担心说出来，如果你对他的确有要求，你把要求也说出来，你给他一个与你抗争的机会，他需要在抗争当中学会长大。蒙古族的人不都是要跟爹摔跤才长大？你要给他一个跟你摔跤的机会。当然我这也都是随口一说而已。

二、

问：张老师，您说的关于孩子的家庭动力的理解，我们听起来好像我们作为咨询师或者旁观者，对这个动力看得比较清楚的。真正面对这么一个案例的时候，既然这个孩子已出现症状，或者那对父母的那些话已经出现症状，这个配重和持平是在那里的，那么我们面对这种情况怎么去撬动这么一个平衡？

答：这里没有统一的公式，只能说有时候你还是抱着一种试错的心态，这边稍撤一点，看看那边扑棱了没有。对，你有时候是试的。

问：就是反复地试？

答：对，不行就马上摁着，再换个角度。我现在说理论说得汤清水寡的，这已经是抽象之后的结果了。一个具体的家庭，还是很复杂的，可不一定长得像教材一样。

问：也就是说要用你刚刚说的理论那个词"配重"配平对吧？另外我看过另一种说法，比如说他那个家庭的角色是有一个派遣的。

答：其实就是我刚刚所说的分配，乃至发配。我只不过是用比较中国化的说法，大家都比较熟的词儿。

三、

问：您说孩子跟妈妈的关系，去理解它，是亲密关系的原型。如果这是最基本的，那么通常在家庭里面孩子跟爸爸之间的关系，或者跟他的兄弟姐妹之间的关系，对应的是他与男性或者女性的那种关系，不知道是不是可以这样去理解。

答：一般来说是以父母为原型做参考，应该还不只是跟妈妈关系，对应亲密关系里面的。

问：但是依恋是跟母亲相关的。跟母亲的依恋，从开始就是生物学性的，是强制的。因为人与人的行为是有路径依赖的，他一开始吃的是妈妈的奶，那肯定是依恋妈妈的整个身心系统。

答：当我们拆开来理解的时候，好像父亲是父亲，母亲是母亲，但其实还不是这么简单，孩子对于一个伴侣和婚姻的理解，是以父母的联合关系为原型，联合关系不只是1＋1，它还有3的可能性。

问：那怎么理解您说孩子社会成就跟父亲可能更有关系，在人际关系上可能跟妈妈更有关系？

答：这个时代具有一种文化的因素，这个文化很普遍，是以父亲的成就来衡量这个家庭的作为。

问：但是现在社会变了很多，我觉得是改变了……

答：对，我刚才所说的都是最简单、最经典的模型。如果我们讲不经典的，那变异性好大。有一个相反的典型案例，两口子都是潮汕人，女的出来做事，男的在家做饭的。

问：我想问张老师可不可以再多谈一点，如果在当下有变化的社会，以您那么多的咨询经验，一个家庭当中是非常有可能妈妈的社会地位乃至社会成就超越爸爸的，这个时候会有什么不一样？

答：我今天来的路上在读李维榕老师的一本书，讲了中国古代的一个故事，一个公主在城门上破敌，然后杀退了敌军之后，驸马才赶到，这个时候她就赶紧倒在老公怀里说，哟，你终于来了，你要再不来我就要死了，死于贼寇之手。如果在现代的话，这个公主会怎么说？"你怎么才来？心里有没有我？"

问：但实际上表达的是同样的东西。

答：对，她尽管没有明说，但她其实在暗示，女的最好该软的时候还是……（笑），活儿你也干了，把面子留给他。

四、

问：张老师，我有个疑问，刚刚有两个地方我不是特别认同，第一点就是你说孩子出生时他就包含了父母很多的移情、希望、遗憾、期望等，我感觉我孩子出生的时候，好像就觉得两个人集结在一起有个生命，没有很多的情绪。

答：祝贺你！

问：第二个就是您说的几个建议，以及配额是一定的，我感觉现实生活中，比如说有的家庭他们现在有很多小孩，可是每个小孩都很优秀，有很多这种家庭。

答：你有没有想过这个家庭的负资产少？比方说上一代对他们的要求少，所以他的配额库存就很丰富。有些爹妈把自己的孩子作得跟什么什么似的，他只要这边一对孩子好，那边马上就住院了。如果总体而言负资产很多的话，你这边配额就为负值了。这个时候下一代将担负起照顾上一代的任务。下一代成家的时候，他就是带着负资产成家。

问：所以这个配额应该说是跨代的。

答：跨代的，有些家族虽然没有什么财，但他的家族创伤比较少，总体的配额留给他们、能够做自己的配额就比较大。有些家族尽管很有钱，但是对长子的要求，比方说一定要继承家族企业，其实一开始就是负资产，意味着他生命没有其他的可能性！

问：因为他很少这种空间。孩子的成长过程中其实父母也在一起成长，或者要孩子来救赎。

答：你以普通心理学的要求来要求我们病理心理学的话，会存在问题。我们本身就是从病理学样本当中归纳总结的结论。你不能跟我说：我这个很正常，所以你的理论不对！我只能说恭喜你。

五、

问：在《人世间》纪录片里看到有一个42岁的母亲，我不记得她的名字，但是我记得他们当兵的儿子死去的这么一个阶段，然后她通过做试管婴儿，像中奖一样怀孕，生了孩子，然后抱着孩子才敢又回到她死去了儿子的那个连队，去面对儿子的弟兄们。这个片子很感人了，也印证了老师说的"为谁而生，生的是谁"这句话，好像死去的孩子在这个孩子身上重生。这个孩子会怎样？

答：应该是负资产。

如果你有兴趣的话，你看一部讲犹太人的电影，名字我忘了，大概是4集。电影里正统犹太人是不允许避孕、不允许堕胎的，为什么呢？他们要把被大屠杀杀掉的600万犹太人生回来。

问：这个为什么一定是负资产？我觉得也有很多正面的东西在里面。

答：我也赞同。

问：因为他来自一个像是英雄的化身，我们有时候说生命的延续之类，我觉得他也有正的意义在里面，不一定是负的，应该说还有其他的决定因素。

答：我也赞同。（笑）根据中国的阴阳互根理论。

问：老师，你讲得非常形象，就是孩子会在我们的咨询室里面声泪俱下地去控诉，父母说的那句可能是玩笑话。我想知道你如何处理这种情况。我觉得我作为一个妈妈，我也可能在无意当中说了这样的话。

答：重点不是这个话，重点一定是态度，他一定是揪着这个话来证明你态度不对的，所以纠结这个话本身，没有必要。我会问他你听了这个话，给你什么样的感觉。然后再问他妈妈，原来他产生了这样的感觉，当你知道他居然产生这样感觉的时候，你有什么感觉。咨询师推动这个对话。

问：如果这是句玩笑，孩子也知道是玩笑，可能伤害不大。那如果我很认真地，我发自内心地这样想，可能伤害就大。

六、

问：张老师，我在我们医院里做一些家庭治疗，遇到了这样的一个案子，如果您遇到，您会如何做？一家三口一起来到治疗室，母亲和孩子关系比较近，父亲一气之下就出去抽烟不进来了。在这种情况下，就无法延续治疗。

答：可以现在就问他们对于父亲出去的感受。

问：问完之后，母亲就会说他爸爸就是这个样子的。

答：今天向我呈现了你们日常生活当中非常典型的一幕，这有助于让我更多地理解在这样的情境重复发生的时候，你们各自内心发生了什么。接下来询问母亲，询问孩子。

问：但是孩子就比较小，可能不一定能够回答。

答：那就询问母亲。

问：母亲回答就是这样，她会通过找自己的亲戚朋友的动力，把孩子的父亲搞进来，但父亲被搞进来之后又出去了。

答：不管怎样，你看我在这里做的这些演示，都没有统一的公式。都是不慌不忙地弄明白是怎么回事，确认各方的感受、体验。你不要指望从我这儿拿走一个药方能够治百病，我的药方就是不着急，慢慢来。

问：他不来了。

答：不来就不来了。一个家庭一定是达到不得不来的时候，治疗意愿达到顶峰，他的配重原来那一套平衡系统彻底瓦解。你放心孩子一定会给他们加料，一定要等到料加足，这边再做点火仪式。有些孩子有时候就是加料加好多年，最后只好用上大规模杀伤性武器。

七、

问：你们自己家的孩子你给他报什么班吗？

答：她只要对什么感兴趣，我们都报。然后她又说不感兴趣了，我们就都取消。

问：就随她？

答：我们会跟她说，首先英语必须学好，这个没得商量。接下来比方说你不想学钢琴，没有问题；如果你想学画画，你可以挑选所有的画种。结果她真的是什么漫画、版画、国画、素描全都挑了，我们就给她报了，而且我们也注重。我们跟她说，让你学这个不是为了跟别人比拼的，而是你真的享受于此，你画得开心、舒服、忘我就行。

当然即使如此，有时候画得好，我还是往朋友圈贴一贴，满足一下我的虚荣心。只不过有时候老师说你女儿画画这么好应该参赛，我问她想不想，她不想，那OK，无所谓。我们对自己感觉还良好，不因为孩子没有领到奖，就觉得自己的人生失败了。